CLIMATOLOGIE

DE LA VILLE DE FÉCAMP

CLIMATOLOGIE

DE LA VILLE DE FÉCAMP

OU

RÉSUMÉ GÉNÉRAL

DES

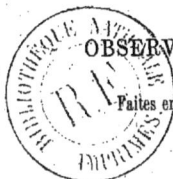

OBSERVATIONS MÉTÉOROLOGIQUES

Faites en cette ville pendant les années 1863 à 1872

Par Eugène MARCHAND

PHARMACIEN

Lauréat de l'Institut, grand lauréat des Sociétés centrales d'Agriculture
de France et de la Seine-Inférieure, etc.;
Membre correspondant de l'Académie Nationale de Médecine,
de la Société Havraise d'Études diverses, etc.

———

Mémoire publié par la Société Nationale Havraise
d'Études diverses

———

LE HAVRE

IMPRIMERIE LEPELLETIER

1874

A Monsieur CHARLES-SAINTE-CLAIRE DEVILLE

Membre de l'Institut

Président de la Société Météorologique de France, Inspecteur général
des observations météorologiques.

Témoignage de déférence et de très-haute considération

EUGÈNE MARCHAND.

ERRATA

CLIMATOLOGIE DE LA VILLE DE FÉCAMP

ou

RÉSUMÉ DES OBSERVATIONS MÉTÉOROLOGIQUES

Faites en cette Ville pendant les Années 1863 à 1872

Dans un mémoire que la Société Nationale Havraise d'Études diverses m'a fait l'honneur d'insérer en 1863 dans le recueil de ses publications, et que le *Comité des Sociétés savantes institué au Ministère de l'instruction publique* a distingué en l'honorant d'une médaille d'Argent dans la séance publique tenue à la Sorbonne le 2 avril 1864, j'ai exposé les résultats d'une série d'observations météorologiques que j'ai pu exécuter dans la ville que j'habite, durant la période décennale commencée au 1er janvier 1853, et terminée au 31 décembre 1862.

L'accueil fait à ces premières observations m'a incité à les continuer, et aujourd'hui que j'ai pu recueillir les matériaux d'une nouvelle série commencée avec l'année 1863, et achevée avec l'an 1872, je viens en présenter à leur tour les résultats généraux à la docte compagnie qui, en me témoignant une bienveillance dont je lui suis profondément reconnaissant, a si efficacement contribué à mettre en évidence les déductions de mes premières recherches.

Aujourd'hui mes registres présentent une série ininterrompue de vingt années d'observations. Cette période est courte sans doute; néanmoins, elle permet déjà de signaler plus d'un fait intéressant, et elle conduit à des conclusions importantes, quelquefois nouvelles qui, j'en ai l'espoir, se-

1

ront confirmées par de nouveaux travaux, et serviront à jeter quelque lumière sur les problèmes dont les météorologistes ont le désir de trouver la solution.

J'ai, dans le mémoire précédent, indiqué les conditions dans lesquelles se trouve placé mon observatoire, et dans lesquelles sont faites mes observations ; il me paraît utile de reproduire encore ici ces renseignements, en les complétant en ce qui concerne la situation actuelle.

« La ville de Fécamp, baignée par la mer de la Manche, est située entre 1° 57' 12" de longitude Ouest, et 49° 45' 24" de latitude nord ; elle est assise dans une vallée longue et étroite dirigée de l'E. S. E. à l'O. N. O, et ayant environ 900 mètres d'ouverture à son embouchure. A trois kilomètres de ce point, cette vallée se trouve en communication par sa rive gauche, avec une autre plus étroite qui la rejoint en suivant, dans sa partie la plus rapprochée, la direction du S. S. O. au N. N. E.

» Les collines qui encadrent la ville se terminent brusquement aux bords de la mer par de hautes falaises coupées perpendiculairement au sol ; elles ont une élévation moyenne de plus de cent mètres au-dessus du niveau des marées; toutefois celles qui sont situées au Nord sont très sensiblement plus élevées que celles qui bornent la vallée dans la situation opposée.

» L'orientation des falaises offre une particularité qui doit être mentionnée ici, car par leur situation même, elles exercent une influence aussi considérable sur la constitution météorologique de la ville que sur la sécurité offerte par son port aux navigateurs qui le fréquentent : Depuis le village d'Yport, situé à 4 kilomètres au S. O. jusqu'à St-Pierre-en-Port, distant de 9 kilomètres au N. E., elles courraient d'une manière uniforme dans cette dernière direction si après leur interruption par la vallée, elles ne s'avançaient vers la mer, pour former au Nord du port un petit cap, le cap Fagnet, qui présente, au *minimum*, une saillie de 500 mètres sur leur tracé général. Sur ce cap, la falaise, en partant des bords de la vallée, se dirige dans un parcours de 500 mètres environ vers le N. N. E. pour s'infléchir ensuite vers l'Est sur un trajet d'un kilomètre, et se relever définitivement dans la direction du N. E. qu'elle suit sans interruption nouvelle jusqu'à St-Pierre-en-Port et au-delà. »

Le lieu où les observations qui font l'objet de ce mémoire ont été faites, est situé au centre de la ville, dans le jardin d'une maison comprise entre les rues à la Grise, Fremilly et du Vieux-Marché. Le *Pluviomètre* consiste en un vase cylindrique, ayant 238 millimètres de diamètre; il est fermé à sa partie supérieure par un entonnoir dont la douille descend jusqu'au fond de l'appareil, tandis qu'un tube de verre gradué en millimètres, et fixé sur celui-ci à l'extérieur, permet de constater à chaque instant l'épaisseur de la couche d'eau tombée depuis la dernière observation. Les lectures sont faites tous les jours à midi. L'orifice supérieur de l'instrument est à 1 mètre au-dessus du sol, et à 19^m 68 au-dessus du niveau moyen de la mer.

Thermomètres. — (altitude 18^m 73 au dessus du niveau de la mer). — Ces instruments ont été choisis par M. Renou, et la situation de leur zéro est vérifiée plusieurs fois chaque année. Celui qui sert à déterminer les *minima* est à alcool, système Rutherford ; il a été construit par M. Baudin. Les autres sont à mercure, et à échelle arbitraire, ils sortent de chez M. Fastré. L'un d'eux est transformé pour l'observation des *maxima*.

Ces thermomètres ne peuvent jamais être exposés à l'action calorifique directe des rayons du soleil. Ils sont fixés à 1^m 25 au-dessus du niveau du sol, et à 18 centimètres d'écartement contre le mur extérieur d'une remise ouverte, dirigée du Nord Ouest au Sud Est, et formant, avec un autre mur dont la direction se prolonge vers le Sud-Est, un angle de 90 degrés à 0^m 75 de ces instruments. La hauteur de ce mur est de 3^m 60.

Les observations sont faites tous les jours à 6 heures, 7 heures ou 8 heures du matin, selon la saison; à midi, à

6 heures et à 10 heures du soir. Les minima sont observés à midi et les maxima à six heures du soir.

Baromètre. — Jusqu'au 1er Décembre 1863, les observations ont été faites une seule fois par jour à midi avec un instrument qui laissait beaucoup à désirer; mais à partir de cette époque, je me suis servi d'un baromètre à cuvette mobile, du système Fortin, choisi et vérifié par M. Renou : cet instrument sort de chez M. Tonnelot et porte le n° 118 de ce constructeur. Il est placé dans un appartement situé au rez-de-chaussée. Son zéro est situé à 18m 7 au-dessus du niveau de la mer. On l'observe quatre fois par jour : à 10 heures du matin, à midi, à 4 heures et à 10 heures du soir. Les pressions sont toujours ramenées par le calcul à ce qu'elles doivent être à la température de la glace fondante.

Vents. — Leur direction est notée tous les jours à midi, conformément à celle de la girouette de l'église de la Ste-Trinité, mais en tenant compte de ce que l'axe de cette église, au lieu d'être dans la direction Est à Ouest, est dirigée de l'E. N. E. à l'O. S. O.

La moyenne des températures est établie par trois méthodes différentes :

1° En faisant le total de toutes les observations autres que celles des *minima* et des *maxima*, et en divisant ce total par le nombre des observations elles-mêmes;

2° En prenant la moyenne des résultats fournis par l'observation des minima et des maxima;

3° A l'aide de la méthode indiquée par Kaemtz à la page 21 de son *Cours complet de météorologie,* c'est-à-dire en multipliant l'excès du *maximum* moyen de chaque mois sur le *minimum* moyen aussi, par un coëfficient variable de mois en mois, mais constant pour chaque mois, et en ajoutant le produit au minimum moyen.

Voici les coëfficients adoptés par Kaemtz :

Janvier... 0 507
Février 0 476
Mars 0 475
Avril.. 0 466
Mai 0 459
Juin 0 453
Juillet... 0 462
Août 0 451
Septembre 0 433
Octobre... 0 447
Novembre... 0 496
Décembre... 0 521

Les moyennes corrigées déduites des observations faites au thermométrographe, qui sont consignées dans les tableaux suivants, ont été obtenues à l'aide de ces coëfficients ; on remarquera la concordance des résultats moyens fournis par cette méthode et par la première.

Je me suis livré aussi, depuis le 1er décembre 1868 jusqu'au 31 décembre 1872, à une longue série d'observations entreprises dans le but d'arriver à la connaissance de l'intensité de la force chimique rayonnée par le Soleil dans les flots de lumière qu'il nous envoie. Je réserve pour une publication ultérieure les résultats fort importants auxquels je suis arrivé, et qui conduisent à un établissement théorique de la valeur des climats chimiques sur les différents points du globe.

On trouvera dans les onze premiers tableaux suivants, les résultats moyens généraux de mes observations pendant chaque mois, et pendant chaque année de la nouvelle période décennale terminée au 31 décembre dernier. Ces tableaux, dressés sur le même type que ceux publiés il y a dix ans, en forment le complément normal ; mais avec cette différence qu'au lieu d'indiquer le nombre des jours beaux, nuageux et couverts, j'ai donné la mesure de l'état du ciel indiqué en valeur de nébulosité et de sérénité.

Année 1863

MOIS	THERMOMÈTRE																BAROMÈTRE A ZÉRO								EAU tombée au pluviomètre
	MOYENNES MENSUELLES												MINIMA MENSUELS		MAXIMA MENSUELS		MINIMA MENSUELS		MAXIMA MENSUELS		MOYEN.				
	Matin			Midi	Soir		Minima moyens	Maxima moyens	Déduites des				Observ.	Dates	Observ.	Dates	Observ.	Dates	Observ.	Dates					
	5 h.	7 h.	8 h.		6 h.	10 h.			4 observ. quotidien.	Minima et maxima															
Janvier.....	.....	.....	4°65	9°96	6°31	5°90	3°79	7°79	6°01	6°03			−1°8	28	12°	28	742°2	6	774°	28	757°5		28	50°	
Février.....	.....	2 98	7 42	5 67	3 80	1 92	3 55	4 94	5 11				−4	18	10 5	28	58 5	3	74 5	17	68 8		22 3		
Mars......	.....	4 35	8 53	7 96	6 33	3 52	9 84	6 62	5 52				−0 6	14	15 5	2	43 3	15	73 3	25	58 9		47 8		
Avril.....	7°11	.....	11 27	10 14	6 38	5 99	12 54	9 23	9 18				−1	2	19 6	10	52 4	7	71 1	24	61 3		20 1		
Mai.....	9 28	.....	13 05	12 30	10 43	7 59	14 83	11 25	11 03				2 4	27	19 2	15	55 8	28	66	27	61 3		28 4		
Juin.....	12 28	.....	16 38	15 56	12 73	10 28	17 97	14 24	13 76				6	2	23 7	2	49 0	12	66 6	30	59 6		53 1		
Juillet.....	12 63	.....	18 08	17 57	14 16	10 78	19 81	15 61	14 95				5 8	19	26 4	6	53 6	22	69 4	14	63 7		16 6		
Août.....	15 95	.....	18 99	17 94	15 55	12 80	20 95	17 09	16 48				9 8	12	26	5	48 3	27	64 6	21	60 5		72 4	
Septembre	10 37	.....	14 96	13 36	11 27	9 05	16 60	12 49	13 39				4 7	18	25 3	3	39 8	22	68 5	14	59 3		164	
Octobre.....	.....	9 34	12 53	11 58	10 71	9 36	14 51	11 43	11 56				2 4	25	17 0	4	37 5	1er	66	23	57 4		67	
Novembre..	.....	6 34	9 80	7 65	7 10	4 94	9 91	7 47	7 41				−2	10	13 5	4	42	2	71 5	6	62 9		90 3	
Décembre..	.....	.....	6 68	8 08	7 89	6 60	5 01	8 25	7 16	7 06			−0 8	19	11 4	4	37 3	2	75 7	19	65 6		61	
Année......		8°55		12°16	11°06	9°41	7°11	13°68	10°26	10°13			−4°	18 fév.	26° 4	6 Juill.	733 3	2 déd.	775 7	19 déc.	761 1		703°	

MOIS	VENTS A MIDI																ÉTAT DU CIEL		JOURS DE				
	N	NNE	NE	ENE	E	ESE	SE	SSE	S	SSO	SO	OSO	O	ONO	NO	NNO	Nébulosité	Sérénité	Gelés	Neige	Pluie	Grêle	Orage
Janvier.....	.....	.....	.....	5	1	3	1	.....	3	1	7	3	2	2	.....		0.645	0.355	1	.....	19	.....	.....
Février.....	1	.....	1	1	4	.....	5	.....	2	.....	9	.....	4	.....	2		0.384	0.616	12	1	10	.....	.....
Mars......	1	2	1	1	2	1	.....	.....	5	.....	3	1	.....	3	2		0.561	0.439	1	1	10	1	.....
Avril.....	.....	2	4	.....	1	.....	.....	1	1	.....	3	2	6	3	2		0.496	0.504	3	.....	10	1	1
Mai.....	2	2	7	2	.....	.....	.....	.....	3	1	5	4	3	2	.....		0.500	0.500	.....	.....	9	.....	.....
Juin.....	.....	.....	1	.....	2	.....	2	2	1	3	8	3	3	6	1		0.571	0.429	.....	.....	16	1	2
Juillet.....	1	3	4	1	1	.....	.....	.....	1	.....	8	3	2	1	7		0.570	0.730	.....	.....	7	.....	.....
Août.....	1	.....	.....	1	.....	.....	1	4	3	3	7	1	7	2			0.561	0.459	.....	.....	14	.....	2
Septembre	.....	.....	1	.....	.....	.....	.....	2	5	1	19	3	5	.....	.....		0.597	0.403	.....	.....	16	.....	2
Octobre.....	2	.....	4	.....	1	8	2	2	1	8	2	.....	1	.....	2		0.713	0.287	.....	.....	14	1	1
Novembre..	1	.....	3	.....	1	.....	5	1	4	1	9	.....	3	.....	.....		0.038	0.562	3	.....	14	1	1
Décembre..	3	2	.....	1	.....	.....	5	.....	.....	11	3	3	.....	.....	4	1	0.881	0.169	2	.....	16	.....	.....
Année.....	10	11	30	11	13	6	23	6	24	13	61	21	60	21	45	11	0.563	0.437	22	1	155	5	9

Année 1864

MOIS	THERMOMÈTRE																BAROMÈTRE A ZÉRO							EAU tombée au pluvio-mètre
	MOYENNES MENSUELLES												MINIMA MENSUELS		MAXIMA MENSUELS		MINIMA MENSUELS		MAXIMA MENSUELS		MOYEN. mensuel		
	Matin			Midi	Soir			Minima moyens	Maxima moyens	Déduites des				Observés	Dates	Observés	Dates	Observés	Dates	Observés	Dates		
	6 h.	7 h.	8 h.		0 h.	10 h.				4 observ. quotidien.	Minima et maxima												
Janvier....	....	....	0·41	3·34	1·32	1·11	-0·47	4·41	1·66	1·76	-10·2	6	15·1	31	755·3	1	776·—	3	766·9	48·3
Février.....	....	....	1·35	3·60	3·04	2·34	-0·40	4·78	2·52	2·19	- 8·7	7	18·	13	46	10	72·3	14	59·6	53·7
Mars.......	....	5·34	....	8·99	7·90	6·56	4·25	10·51	7·90	7·92	- 0·0	25·	16·8	19	37·3	8	70·5	13	53·1	78·4
Avril.......	6·63	....	....	11·47	10·35	8·90	5·47	13·11	9·16	9·08	- 2·1	9	21·9	20	54·0	15	70·1	8	62·8	18·1
Mai........	9·72	....	....	14·30	13·03	10·80	8·09	15·91	12·—	11·68	3·4	25	24·	17	48·6	9	67·7	18	60·8	62·1
Juin.......	12·31	....	....	16·74	14·60	12·53	10·58	17·95	13·81	13·66	6·	9	21·3	14	50·	14	70·8	19	61·4	50·
Juillet.....	13·88	....	....	17·95	17·57	14·66	12·26	19·58	16·07	15·64	7·	8	25·3	26	54·5	2	68·2	21	62·1	17·3
Août.......	11·97	....	....	17·51	16·12	13·79	10·74	18·61	14·84	14·29	4·9	12	24·3	30	48·8	23	76·	11	63·5	59·7
Septembre..	12·41	....	....	16·60	14·74	13·10	11·96	17·38	14·21	13·27	5·3	28	20·4	8 et 9	45·6	16	70·8	26	60·9	94·
Octobre....	....	7·57	....	12·61	10·61	9·50	7·—	13·66	10·12	9·98	0·6	8	20·3	19	36·7	19	69·2	11	56·8	95·2
Novembre...	....	4·59	....	7·93	6·67	5·45	3·87	8·94	6·16	6·13	- 5·	8	12·8	17	30·2	15	76·4	6	66·5	97·
Décembre...	....	....	1·17	3·29	2·54	1·89	0·01	4·45	2·21	2·22	- 6·8	27·	9·6	1	48·4	13	73·1	8	61·7	11·6
Année.....		7·28		11·10	9·28	8·33	6·02	12·28	9·17	8·28	-10·2	6 janv.	25·3	26 juil.	730·9	15 nov.	776·4	6 nov.	760·5	611·4

MOIS	VENTS A MIDI																	ÉTAT DU CIEL		JOURS DE				
	N	NNE	NE	ENE	E	ESE	SE	SSE	S	SSO	SO	OSO	O	ONO	NO	NNO		Nébulosité	Sérénité	Gelée	Neige	Pluie	Grêle	Orage
Janvier...	....	1	1	3	1	11	3	2	2	2	1	1	2	....	....	....		0.461	0.539	15	....	11	....	....
Février...	2	....	3	3	4	....	3	2	4	2	2	....	....	....	....	1		0.651	0.349	12	6	10	2	....
Mars.....	2·	3	3	1	2	....	....	1	3	3	5	....	....	2	....	....		0.611	0.389	1	....	16	1	2
Avril.....	8	3	2	3	4	1	2	2	1	....	3	....	....	....	....	3		0.421	0.579	1	....	7	....	....
Mai......	2	2	6	5	3	....	1	....	....	....	8	2	2	....	....	....		0.443	0.557	....	....	9	....	2
Juin.....	2	1	1	....	1	....	....	1	....	3	....	18	6	2	....	....		0.000	0.400	....	....	20	....	....
Juillet...	2	1	7	2	1	....	2	....	....	3	....	8	4	1	....	....		0.460	0.540	....	....	6	....	1
Août.....	1	1	7	3	2	....	....	1	....	1	2	4	4	4	1	....		0.395	0.605	....	....	9	....	....
Septembre	0	....	1	....	4	....	....	1	....	7	1	13	1	1	....	....		0.563	0.437	....	....	23	....	1
Octobre..	1	1	3	....	13	....	2	3	....	4	2	1	1	1	....	....		0.554	0.436	....	....	6	....	....
Novembre.	0	....	1	1	9	....	1	2	4	4	1	1	1	1	....	1		0.567	0.433	6	....	18	3	....
Décembre.	1	2	2	1	10	....	1	2	6	3	3	....	....	....	....	....		0.572	0.436	19	1	7	....	....
Année....	16	15	36	22	54	2	25	12	22	11	36	10	31	20	17	7		0.526	0.574	48	8	148	6	9

Année 1865

THERMOMÈTRE — BAROMÈTRE A ZÉRO — EAU tombée

MOIS	Matin			Midi	Soir		Minima moyens	Maxima moyens	Déduites des		Minima mensuels		Maxima mensuels		Minima mensuels		Maxima mensuels		Moyen. mensuel.	Eau tombée au pluviomètre
	6 h.	7 h.	8 h.		6 h.	10 h.			4 observ. quotidien.	Minima et maxima	Observés	Dates	Observés	Dates	Observés	Dates	Observés	Dates		
Janvier			8°37	4°31	3°95	3°65	1°68	1°80	3°42	3°77	— 5°3	2	12°	26	748°1	14	773°	7	751°3	150°1
Février			3 10	4 42	3 65	3 43	1 73	5 42	3 65	3 49	— 4 8	10	9 5	2	34 6	1	74 6	10	58 1	52 7
Mars		2		4 81	4 02	3 02	0 94	5 84	3 46	3 30	— 5 1	21	8 8	4	40 6	6	70 9	3	58 2	9
Avril	7°48			14	13 20	9 94	6 51	16 42	11 16	11 13	0 3	2	22 9	27	56	8	71 7	6	58 4	9
Mai	10 77			15 91	14 79	11 70	9 95	18 13	13 29	13 38	3	13	26 2	29	47 9	10	71 4	19	59 9	81 2
Juin	12 34			17 14	16 37	13 54	10 26	18 73	14 84	14 10	5 2	13	24 6	21	43 7	30	73 2	8	65 7	12 6
Juillet	15 13			19 43	18 23	15 40	13 05	21 23	17 06	16 89	6 8	3	33 7	6	51 8	31	70 1	26	60 9	63 2
Août	13 82			18 26	17 03	15 25	12 49	19 71	16 09	15 75	8 1	9	25 6	11	47 6	28	69 6	30	58 8	85 1
Septembre	13 13			20 25	18	15	13 30	21 56	15 60	16 31	8 2	30	27 9	8	59 8	8	73 1	12	66 5	11
Octobre		9 13		14 05	12 71	10 74	8 43	15 36	11 81	11 56	2 2	29	23 5	3	34 3	18	65 1	3	51 4	159 1
Novembre		7 30		10 —	8 56	7 51	5 98	10 52	8 38	8 36	0 1	5	13 4	22	40 9	25	71 6	12	58 6	98 4
Décembre			8 51	5 43	4 73	4 30	2 32	6 52	4 50	4 46	— 3 6	25	11 1	8	43 7	4	80 2	15	67 4	13 2
Année		8°43		12°38	11°27	0°46	7°07	13°8u	10°39	10°42	— 5°3 2 janv.		33°7 6 juill.		733°1 14 janv.		780°2 15 déc.		760°1	807°2

VENTS A MIDI — ÉTAT DU CIEL — JOURS DE

MOIS	N	NNE	NE	ENE	E	ESE	SE	SSE	S	SSO	SO	OSO	O	ONO	NO	NNO	Nébulosité	Sérénité	Gelée	Neige	Pluie	Grêle	Orage
Janvier			2	1	2		2	1	4		7	4	3	2	3		0.798	0.202	9	4	25	4	3
Février	1	3	1		3		1	2		4	7			4	1		0.777	0.223	6	3	21	1	
Mars	3	1	5	1	3		4	1		1	5	1	1		2		0.657	0.343	12	3	17	1	
Avril	1		4	2	2	1	2	1	5	2		7		6	2		0.331	0.669			6		
Mai	2	1	1	1		1		5	2	2		7		6	2		0.508	0.492			18		7
Juin	3	4	11		1		1		2		2	3	2		6	2	0.408	0.592			4		
Juillet	3		3	2				2	1	3	5		3		6		0.571	0.429			10		4
Août	3	1						2	3	2	5	4	1	4	2		0.532	0.468			17	1	1
Septembre	1	2	7	2	3	2	1		6	1	6	1	4	1	2	1	0.371	0.629			7		1
Octobre					2	2	3		8	1	6	1	4	1	2		0.536	0.464			22		5
Novembre	1	1	3				2		5		6	2			2		0.658	0.342	1		17	2	
Décembre	2				6		2	5	10	1	2				2	1	0.722	0.278	6		7	1	
Année	19	12	40	8	37	5	17	12	44	10	36	19	44	11	42	9	0.572	0.428	33	10	171	10	21

Année 1848

THERMOMÈTRE — BAROMÈTRE A ZÉRO — EAU

MOIS	Matin			Midi	Soir		Minima moyens	Maxima moyens	Déciles des		Minima et Maxima													

MOIS	VENTS A MIDI																ÉTAT DU CIEL		JOURS DE					

Janvier
Février
Mars
Avril
Mai
Juin
Juillet
Août
Septembre
Octobre
Novembre
Décembre

Année

Année 1867

THERMOMÈTRE — BAROMÈTRE A 0ÉRO — EAU

MOIS	Matin 6 h.	7 h.	8 h.	Midi	Soir 6 h.	10 h.	Minima moyens	Maxima moyens	Déduites des 4 observ. quotidien.	Minima et maxima	MINIMA MENSUELS Observés	Dates	MAXIMA MENSUELS Observés	Dates	MINIMA MENSUELS Observés	Dates	MAXIMA MENSUELS Observés	Dates	MOYEN. mensuel	EAU tombée au pluvio-mètre
Janvier.....	....	....	1°45	8°81	2°57	1°05	−0°98	4°53	2°45	2°08	−11°2	22	12°6	31	787°5	8	769°4	31	759°7	159°
Février.....	....	5 98	8 99	8 18	7 58	5 35	3 96	7 92	7 86	0	3	14	10	39 4	6	77 7	31	64 7	52
Mars.......	....	3 22	6 55	5 83	4 53	2 95	7 95	4 97	4 96	0	8	15 2	26	39 7	9	77 9	2	54 8	102
Avril......	8 80	....	11 62	10 83	9 41	7 35	12 60	10 04	9 80	0	1	18 7	30	41 6	20	74 2	1	58	75 6
Mai........	10 35	....	15 18	14 63	11 50	8 75	17 43	13 07	12 73	2 8	35	27 6	6	44 8	12	65 5	31	58 1	102 4
Juin.......	12 74	....	16 56	16 92	18 09	10 97	18 51	14 54	14 33	6 4	30	26 6	2	55 9	2	73 9	27	53 6	30
Juillet.....	14 —	....	18 04	17 18	14 86	12 15	19 63	16 02	15 60	7	9	24	12	50 1	26	68 6	7	59 3	132 2
Août.......	14 03	....	19 25	18 23	15 13	12 76	20 92	16 82	16 46	8 7	28	29 7	13	53 5	15	68	20	61 4	49
Septembre..	13 69	....	17 44	15 90	14 17	12 21	18 67	15 30	15 —	4	27	25 6	3	55 0	9	73 8	25	53 6	39
Octobre....	....	8 95	12 06	11 06	9 80	7 84	13 76	10 01	10 49	2 8	2	19 6	15	48 2	27	72 2	1	50	91
Novembre..	....	5 10	8 30	8 67	6 99	3 71	9 09	6 55	6 38	− 2 8	25	16	15	47 8	16	77 1	9	67 7	32 6
Décembre..	....	2 98	4 67	3 98	3 45	1 25	5 05	3 74	3 45	− 7 8	10	13 3	1	38 7	1	70	4	61 9	70
Année......	8°47		11°92	10°91	9°29	7°06	13°22	10°18	9°93	−11°2	22 jan	29°7	13 août	787°7	8 janv	777°9	2 mars	760°57	925°8

VENTS A MIDI — ÉTAT DU CIEL — JOURS DE

MOIS	N	NNE	NE	ENE	E	ESE	SE	SSE	S	SSO	SO	OSO	O	ONO	NO	NNO	Nébulosité	Sérénité	Gelée	Neige	Pluie	Grêle	Orage
Janvier....	1		3		2		3	3	3	2	6	1	5		2		0.633	0.367	17	7	20	1	
Février....		1	1	2	3	1		1	6		9	1	2		2		0.763	0.237	9	5	15	2	2
Mars......	1		5	2	7	3	1		2	1	3		1				0.609	0.391	9	6	21	2	
Avril.....			1				1	2	2	1	2	13	4	3			0.637	0.363			19		1
Mai.......	3	1	1	1	5	2	1	2	7		1		3	2	2		0.508	0.492			17	1	4
Juin......	2	1	6	2	1		4		1	1	3	1	6	1			0.504	0.496			8		1
Juillet....	1	8	3		2		1	1	3	1	2		4				0.592	0.408			20		5
Août......	2		1		1		2	3		4	2	6	2	4			0.471	0.529			10		1
Septembre.		1	5	3	1		1		3	2	3	2	2	5			0.619	0.381			17		2
Octobre....	5			1	1		1		7		9		5		2	1	0.705	0.295	1		14	2	3
Novembre..	4	1	2		9	2	1		5		4				2		0.642	0.358	5		8		
Décembre..	4		1	2	7		1	1	1	3	3	1	3				0.666	0.334	11	3	15	2	
Année.....	23	7	29	11	39	7	19	12	39	12	45	12	58	15	35	2	0.612	0.388	42	15	188	13	19

Année 1868

MOIS	THERMOMÈTRE														BAROMÈTRE A ZÉRO						EAU
	MOYENNES MENSUELLES									MINIMA MENSUELS		MAXIMA MENSUELS			MINIMA MENSUELS		MAXIMA MENSUELS		MOYEN.	tombée au pluvio-mètre
	Matin			Midi	Soir		Minima moyens	Maxima moyens	Déduites des												
	6 h.	7 h.	8 h.		5 h.	10 h.			4 obser. quotidien.	Minima et maxima	Observé	Dates	Observé	Dates	Observé	Dates	Observé	Dates	mensuel.	
Janvier	....	....	1.88	3.29	3.56	4.11	0.46	4.87	3.11	2.81	— 9.7	7	12.1	17	735"	20	772.8	29	760"	100.5
Février	....	4.99	....	7.59	6.85	5.65	3.80	8.64	6.14	6.10	— 8.4	18	14.5	28	49	29	77.7	10	66.5	15.1
Mars	....	5.84	....	8.33	7.77	6.86	4.89	10.06	7.84	7.94	— 0.4	31	15.8	7	39.1	9	74.8	20	62.5	23.9
Avril	7.18	....	....	11.60	10.85	8.60	6.15	12.83	9.43	9.26	1	1	19.6	7	39.6	20	70.3	15	60.9	60
Mai	11.48	....	....	17	16.90	12.74	9.58	19.07	14.37	13.94	3.8	2	29.3	19	59.1	28	70.4	14	61.1	6.8
Juin	12.96	....	....	17.62	16.98	13.86	10.87	19.45	15.36	14.48	4.9	4	25.2	19	54.3	22	69.4	26	64.9	14.8
Juillet	15.63	....	....	20 —	19.15	16.62	12.98	21.76	17.90	17.55	8	8	29.1	22	53.7	28	68	24	61.8	20.2
Août	15.68	....	....	19.60	18.31	15.62	12.91	21.40	17.51	17.48	9.2	26	29.1	3	47.4	22	58.4	29	59.1	130.4
Septembre	13.03	....	....	19.18	17.01	14.36	12.84	20.41	16.09	15.88	9.9	21	28.7	7	45.4	30	68.7	2	55.7	47.3
Octobre	....	8.78	....	13.81	11.47	10 —	7.34	14.02	10.76	10.93	2.1	10	19.1	12	49	3	73	28	60.7	85.3
Novembre	....	5.36	....	7.26	6.24	5.61	4.18	8.14	6.17	6.12	— 1.8	20	12.9	1	40.8	22	76	13	60.9	53.9
Décembre	....	....	7.73	9.79	9.06	8.76	6.67	10.70	8.83	6.80	1.1	21	15.9	5	33.9	24	68.5	9	52	189.2
Année	....	9.23		12.21	11.86	10.21	7.81	14.39	11.08	10.88	— 9.7	7 janv.	29.3	19 Mai	733.9	24 déc.	777.7	16 fév.	760.5	709.5

MOIS	VENTS A MIDI																ÉTAT DU CIEL		JOURS DE			
	N	NNE	NE	ENE	E	ESE	SE	SSE	S	SSO	SO	OSO	O	ONO	NO	NNO	Nébulosité	Sérénité	Gelée	Neige	Pluie	Gréle	Orage
Janvier	1	....	1	....	10	....	9	....	2	2	7	1	2	1	1	....	0.754	0.246	14	4	18	....	....
Février	....	....	2	1	....	....	....	1	2	5	7	7	3	1	....	....	0.599	0.401	4	....	9	....	....
Mars	....	....	3	1	3	....	3	....	4	5	7	7	2	1	....	....	0.548	0.452	1	....	12	1	....
Avril	4	....	2	4	3	....	2	....	3	3	....	7	....	1	....	....	0.629	0.371	....	....	15	1	1
Mai	....	1	5	2	5	....	1	....	4	1	3	....	1	6	1	....	0.480	0.520	....	....	8	....	2
Juin	1	1	3	....	4	....	....	....	3	....	1	16	2	....	....	....	0.393	0.667	....	....	5	....	3
Juillet	2	....	6	1	4	....	2	....	6	....	9	1	4	5	....	....	0.403	0.597	....	....	18	....	2
Août	....	....	4	....	3	....	2	....	6	....	9	1	4	5	....	....	0.563	0.437	....	....	13	....	2
Septembre	....	....	1	1	11	1	2	2	3	3	....	1	1	4	....	....	0.383	0.618	....	....	17	2	....
Octobre	....	....	1	....	3	....	5	....	8	....	4	2	....	....	....	....	0.726	0.274	4	....	15	1	....
Novembre	1	1	2	....	12	....	4	....	5	....	1	....	4	2	....	....	0.800	0.200	4	....	15	....	....
Décembre	....	....	....	1	....	....	4	2	11	1	10	....	....	1	....	....	0.798	0.202	....	....	23	6	....
Année	13	4	36	11	58	2	17	5	57	13	59	13	44	17	47	8	0.584	0.416	23	4	158	11	16

Année 1869

THERMOMÈTRE / BAROMÈTRE A ZÉRO / EAU

MOIS				MOYENNES MENSUELLES							MINIMA MENSUEL		MAXIMA MENSUEL		MINIMA MENSUEL		MAXIMA MENSUEL		MOYEN.	EAU tombée ou pluvio-mètre
	Matin			Midi	Soir			Minima moyens	Maxima moyens	Réduits des minima et maxima		Observ.	Dates	Observ.	Dates	Observ.	Dates	Observ.	Dates	mensuel	
	6 h.	7 h.	8 h.		6 h.	10 h.				à observ. quotidien.	Minima et maxima										
Janvier			3°55	5°93	4°73	4°65	3°33	6°50	4°71	4°60	− 5°6	25	14°5	31	741°	29	774°8	9	762°9	40°7
Février			6 72	9 48	9 25	7 91	6 86	10 49	7 94	8 06	− 1	20	15 4	5	40 9	1	78 3	18	68 3	49
Mars		3°03		5 29	4 78	3 99	1 87	6 87	4 36	4 —	− 3 4	8	10 7	19	40 6	19	67 9	7	54 9	93 5
Avril	3°13	1 —		13 87	11 72	9 93	6 98	14 38	10 65	10 43	2 2	2	24	11	40 6	8	70 3	12	60 8	50 4
Mai	10 14			18 72	19 70	10 55	8 77	15 35	11 92	11 60	1 9	2	21 1	27	41 7	6	66 1	31	55 7	124
Juin	12 06			15 40	14 96	12 27	9 51	16 94	13 68	12 80	3 7	12	28 5	7	47 9	14	69 9	16	48	30 1
Juillet	14 29			19 87	18 04	15 06	13 35	21 07	16 84	16 65	7 8	14	33 7	22	56 3	26	71 8	10	63 3	1 8
Août	13 30			18 29	17 18	14 67	13 05	19 55	15 60	15 43	6 8	22	28 8	26	53 9	9	70 5	15	64 0	31 2
Septembre	13 50			18 24	16 78	15 06	12 22	19 70	15 89	15 66	6 4	28	25 6	8	36 8	12	70 8	23	57 9	65 7
Octobre		34 17		12 75	11 18	10 46	6 09	13 96	10 88	10 71	− 0 8	30	26 8	9	46 8	16	73 1	22	63 3	91 9
Novembre		7 66		9 94	8 17	6 14	6 09	10 41	8 30	8 23	− 1 7	12	13 5	4	40 6	22	75 6	18	60 7	103 4
Décembre			8 17	4 91	4 11	3 68	1 60	6 11	3 98	3 80	− 9 9	27	13 4	18	43	16	73 4	5	56	143 4
Année		8°78		12°17	11°04	9°67	7°84	13°46	10°41	10°20	− 9 9	27 déc.	33°7	22 juil.	736 5	12 sept.	775 6	18 nov.	760 4	919°1

VENTS A MIDI / ÉTAT DU CIEL / JOURS DE

MOIS	N	NNE	NE	ENE	E	ESE	SE	SSE	S	SSO	SO	OSO	O	ONO	NO	NNO	Nébulosité	Sérénité	Gelée	Neige	Pluie	Grêle	Orage
Janvier	1		1			2	0		5	2	10		3				0.661	0.339	10		16		1
Février		2			1		3	1		2	7	1	4	1	1	1	0.702	0.298	7	5	18	1	1
Mars	1	2	2	2	9		2		1	2	1	5	1				0.826	0.163	7		21	2	
Avril	1				8		2		3	4		1	7		3		0.525	0.475			11		
Mai			1	1	6		2		5	2	5	1	4	2	1		0.728	0.272			29	2	6
Juin	5	2	3		6		2		2	1	3	2	4	1			0.446	0.554			13	1	2
Juillet		1	4		8		2		3	2	8		3	1	6		0.458	0.542			10		3
Août	2		1	4	11		2			5	3	1	6				0.465	0.535			16		1
Septembre			1		2		2	1	2	2	4		2				0.667	0.333		3	16	3	
Octobre	6		4		7		2		2	3	6	2		1	7	1	0.725	0.275	1	3	18		3
Novembre	1	1	1	3	4	1	3	1	8		6		1		2	1	0.723	0.277	9	4	27	2	3
Décembre																							
Année	17	7	21	10	57	4	30	8	36	20	50	10	42	11	36	6	0.644	0.356	30	13	191	11	18

Année 1870

THERMOMÈTRE — BAROMÈTRE A ZÉRO — EAU

MOIS	Matin			Midi	Soir		Minima moyens	Maxima moyens	À observ. quotidien.	Minima et Maxima	Minima mensuels Observés	Dates	Maxima mensuels Observés	Dates	Minima mensuels Observés	Dates	Maxima mensuels Observés	Dates	Moyen. mensuel	Eau tombée au pluviomètre
	6 h.	7 h.	8 h.		6 h.	10 h.															
Janvier	.....	.....	3°13	5°29	4°34	4°04	2°14	6°21	4°20	4°20	—4°8	29	11°9	7	746°2	1"	775°1	13	761°1	55°9
Février	.....	.....	0 05	3 67	3 22	2 08	0 05	4 69	2 41	2 26	—7 2	12	15 4	28	457 7	24	66 8	11	55 5	22 1
Mars	.....	4°13	.....	5 23	5 20	4 44	3 22	7 07	5 —	5 05	—3 3	14	17 1	3	49 1	2	73 5	20	61 2	43 9
Avril	5°25	.....	.....	11 10	10 43	7 80	4 38	12 51	8 84	8 17	—0 3	2	23 5	20	49 1	9	73 5	16	64 9	.6 5
Mai	8 86	.....	.....	14 08	13 18	10 35	7 06	15 72	11 59	11 03	0 4	5	26 9	30	47 4	11	69 8	26	62 7	32 1
Juin	12 07	.....	.....	16 63	15 85	13 06	9 86	18 35	14 32	13 70	4 7	9	31 5	16	54 8	9	73 3	6	64 3	10 9
Juillet	15 59	.....	.....	19 43	18 63	16 16	14 05	21 08	17 47	17 80	9 —	3	27 9	21	51 2	11	66 —	20	60 4	41 8
Août	14 71	.....	.....	17 89	17 04	15 28	13 55	19 03	16 23	16 08	6 1	21	21 5	4	50 3	28	67 8	31	59 8	51
Septembre	9 87	.....	.....	16 32	14 66	11 42	8 14	17 74	12 77	12 30	3 9	16	23 5	5	43 1	7	73 2	16	62 6	101 2
Octobre	.....	8 92	.....	13 03	11 92	10 27	7 84	14 55	11 04	10 84	3 7	11	18 7	7	36 6	9	72 5	3	55 6	243 3
Novembre	.....	5 03	.....	8 64	6 46	5 02	4 06	8 80	6 26	6 41	—1 7	19	13 3	29	40 3	15	72 9	2	56 —	105 6
Décembre	.....	.....	—0 21	1 64	1 54	0 05	—2 09	3 83	0 75	0 86	—11 7	30	15 —	14	42 5	14	75 2	2	57 8	57 4
Année		7°29		11°11	10°21	8°37	6°02	12°50	9°33	8°98	—11°7	30 déc.	31°5	16 juin	736°6	9 oct.	775°2	2 déc.	760°3	775°6

VENTS A MIDI — ÉTAT DU CIEL — JOURS DE

MOIS	N	NNE	NE	ENE	E	ESE	SE	SSE	S	SSO	SO	OSO	Oe	ONO	NO	NNO	Nébulosité	Sérénité	Gelée	Neige	Pluie	Grêle	Orage
Janvier	.....	.....	.....	3	7	1	2	1	4	2	9	.....	.....	.....	2	.....	0.654	0.340	9	2	10	2	1
Février	.....	.....	.....	12	.....	1	2	4	7	.....	.....	.....	.....	1	.....	1	0.643	0.357	12	4	11	1	.....
Mars	.....	.....	4	10	.....	2	1	1	8	.....	.....	3	.....	2	.....	4	0.824	0.176	1	5	20	2	.....
Avril	2	.....	.....	6	.....	.....	.....	3	1	.....	.....	7	2	2	.....	7	0.398	0.602	2	.....	5	.....	2
Mai	4	.....	5	4	2	.....	.....	3	.....	2	1	7	1	2	.....	7	0.435	0.565	.....	.....	8	.....	1
Juin	.....	.....	5	4	.....	1	.....	.....	4	2	7	.....	.....	.....	7	0.517	0.483	.....	.....	4	.....	2
Juillet	.....	.....	1	6	.....	2	.....	.....	1	6	.....	11	1	1	.....	4	0.508	0.392	.....	.....	11	.....	3
Août	3	.....	7	1	6	.....	.....	1	.....	.....	1	1	4	.....	0.619	0.383	.....	.....	13	.....	.....
Septembre	1	.....	1	12	.....	1	.....	1	3	1	8	.....	.....	2	0.402	0.598	.....	.....	9	1	1
Octobre	.....	.....	2	3	1	1	.....	3	3	.....	6	.....	3	.....	0.742	0.258	.....	.....	21	4	5
Novembre	.....	.....	2	7	1	4	.....	6	3	3	.....	2	.....	1	0.771	0.229	3	1	18	6	.....
Décembre	.....	.....	.....	15	.....	2	.....	7	3	.....	.....	1	.....	1	0.692	0.306	21	4	15	.....	.....
Année	11	.....	27	9.	92	3	15	4	28	16	42	4	62	5	40	7	0.606	0.392	48	16	151	16	17

Année 1871

THERMOMÈTRE / BAROMÈTRE A ZÉRO / EAU

MOIS	Matin				Soir		Minima moyens	Maxima moyens	Déduites des			Minima mensuels		Maxima mensuels		Minima mensuels		Maxima mensuels		Moyen. mensuel	Eau tombée au pluvio-mètre
	6 h.	7 h.	8 h.	Midi	6 h.	10 h.			4 observ. quotidien.	Minima et maxima		Observés	Dates	Observés	Dates	Observés	Dates	Observés	Dates		
Janvier....	....	....	-1°15	1°07	0°52	-0°10	-2°26	2°21	0°16	-0°02		-1°3	5	7°9	8	786°5	16	768°1	13	756°	43°1
Février....	....	....	5 35	7 58	6 52	6 27	4 26	8 63	6 39	6 34		- 3	1	13 5	19	42 9	10	73 4	24	62 3	45
Mars.......	....	5°26	....	10 03	8 54	7 05	4 55	11 17	7 72	7 75		- 1	21	18 2	24	42 6	15	71 1	9	62 1	84 9
Avril.......	8°-	....	....	11 94	10 74	9 41	7 16	13 27	10 02	9 60		0 5	5	18 3	14	41 9	19	64 8	4	57	93 1
Mai........	9 18	....	....	13 78	12 09	10 54	7 53	15 41	11 56	11 15		1 4	16	27 8	23	54 6	14	66 2	20	61 8	8 8
Juin........	11 99	....	....	15 02	14 33	12 88	10 51	16 74	13 54	13 33		5 4	1	24	13 & 14	42 2	17	67 4	26	56 8	75 2
Juillet.....	14 55	....	....	18 89	17 67	14 93	12 71	20 05	16 37	16 10		8 0	1	23 7	17	47 2	26	62 2	6	58 6	119 1
Août........	15 15	....	....	20 99	19 71	16 88	13 77	22 27	14 17	17 69		7 4	1	28 1	19	44 5	18	73 1	27	61 4	83 9
Septembre..	12 72	....	....	17 31	15 93	14 01	11 76	18 47	15 -	14 66		6 8	20	25 6	2	37 7	27	64 5	10	57 3	117
Octobre....	....	7 13	....	12 48	10 17	8 76	6 43	13 44	9 63	9 55		1 1	18	18 7	-18	42	1	72 7	12	59 8	93 9
Novembre...	....	2 52	....	5 42	4 37	3 49	1 49	6 36	3 63	3 90		- 3	21	12 7	1	47 8	8	71 9	19	59 5	18
Décembre...	....	....	2 46	4 22	2 96	2 46	0 66	5 55	3 03	3 20		-10 4	9	9 7	23	47 1	26	74 5	13	64 1	26 3
Année......	7°77			11°51	10°23	8°63	6°56	12°80	4°64	9°43		-12°8	5 janv.	28°7	17 juil.	786°5	16 janv	774°5	18 déc.	759°9	791°3

VENTS A MIDI / ÉTAT DU CIEL / JOURS DE

MOIS	N	NNE	NE	ENE	E	ESE	SE	SSE	S	SSO	SO	OSO	O	ONO	NO	NNO	Nébulosité	Sérénité	Gelée	Neige	Pluie	Grêle	Orage
Janvier....	....	....	1	1	9.	....	7	1	7	2	1	....	....	....	2	....	0.703	0.297	19	6	21	1	....
Février....	....	....	....	1	....	2	2	7	....	4	2	10	....	....	....	....	0 700	0.300	2	3	17	1	....
Mars.......	3	....	2	....	5	1	5	1	....	2	....	8	....	....	1	....	0 587	0 413	....	....	10	....	....
Avril.......	1	....	....	1	5	3	1	....	....	2	1	17	....	....	1	....	0.645	0 355	....	....	18	....	....
Mai........	....	....	3	3	9	....	4	....	2	....	4	1	1	4	....	1	0.422	0 578	....	....	4	....	2
Juin........	3	....	3	....	7	....	1	....	1	....	1	9	....	....	5	....	0.695	0.305	....	....	17	....	2
Juillet.....	1	....	2	....	....	....	2	....	....	3	1	8	....	....	4	....	0.605	0 396	....	....	16	....	5
Août........	1	....	1	....	12	....	....	....	2	1	8	1	3	....	4	....	0.498	0.532	....	....	9	....	4
Septembre..	....	....	4	....	7	....	4	....	2	....	6	1	....	....	4	....	0.602	0.398	....	....	16	....	4
Octobre....	1	....	1	....	5	....	14	....	....	4	....	3	1	2	....	....	0.668	0.332	10	....	8	3	....
Novembre...	2	....	2	....	9	....	6	1	5	....	2	....	2	....	....	....	0.722	0 278	10	....	9	....	....
Décembre...	3	....	....	....	4	....	3	....	5	....	....	2	....	....	4	....	0.733	0 267	12	2	18	3	....
Année......	15	....	20	5	71	1	51	6	39	3	32	7	78	4	32	1	0.634	0.366	45	11	168	8	18

Année 1872

THERMOMÈTRE — BAROMÈTRE A ZÉRO — EAU

MOIS	Matin 0 h.	7 h.	8 h.	Midi	Soir 6 h.	10 h.	Minima moyens	Maxima moyens	Déduites des à observ. quotidien.	Minima et maxima	MINIMA MENSUEL Observés	Dates	MAXIMA MENSUEL Observés	Dates	MINIMA MENSUEL Observés	Dates	MAXIMA MENSUEL Observés	Dates	MOYEN mensuel	EAU tombée au pluviomètre
Janvier.....	.....	.....	4°50	0°17	5°24	5°08	3°35	7°39	5°24	5°40	— 1°	1	10°9	5	720°7	24	766°5	12	753°	96°1
Février.....	.....	.....	5 65	8 98	7 91	7 —	4 68	10 30	7 38	7 38	— 1 2	28	12 9	24	48 4	26	66 3	21	57	23
Mars........	7°15	5°60	.....	9 71	8 60	6 64	4 64	11 08	7 64	7 68	— 3	24	17	28	43 7	30	66 7	3	55 9	87 1
Avril.......	7 15	.....	.....	11 63	10 52	6 69	6 09	13 —	9 48	9 31	0 2	29	23 3	19	35 9	21	72 9	7	58 5	43 4
Mai.........	8 70	.....	.....	12 41	11 46	9 26	7 63	13 95	10 45	10 21	0 2	5	27 5	16	46 4	18	70 2	27	58 7	78 8
Juin........	13 10	.....	.....	17 37	16 78	13 6	11 14	19 28	15 21	14 80	5	5	29 3	24	49 3	9	67 1	17	50 5	43
Juillet.....	15 27	.....	.....	20 47	19 49	16 38	13 55	22 19	17 89	17 54	8 2	10	30 8	22 & 23	52 4	30	67 5	3	58 1	54 6
Août........	13 87	.....	.....	18 69	17 97	15 63	12 59	19 93	16 54	15 87	7 3	1	26 11	18	48 6	7	66 6	28	60 5	54 2
Septembre	13 38	.....	.....	17 35	15 79	14 17	11 89	16 40	15 13	14 70	4 6	23	27 4	8	44 —	24	66 7	13	58 2	89 3
Octobre.....	.....	6 14	.....	13 08	10 34	9 08	6 76	13 21	9 91	9 64	1 4	7	20 2	2	42 5	24	69 7	8	53 6	170 2
Novembre...	.....	6 18	.....	9 95	8 82	8 56	6 74	10 66	8 84	8 68	2	15	15 8	5	31 1	31	71 7	8	53 6	183 9
Décembre...	.....	.....	6 57	8 05	7 24	7 34	5 18	9 00	7 31	7 90	0 1	13	13 8	22	20 2	10	61 3	12	51 1	143 5
Année.......	9·17			13°78	11°67	10°11	7°80	14°04	10°92	10°70	— 3°	24 mars	30°8	22 & 23 jll	20°2	10 déc.	773°2	7 avril	756°5	1°107

VENTS A MIDI — ÉTAT DU CIEL — JOURS DE

MOIS	N	NNE	NE	ENE	E	ESE	SE	SSE	S	SSO	SO	OSO	O	ONO	NO	NNO	Nébulosité	Sérénité	Gelée	Neige	Pluie	Grêle	Orage
Janvier.....	.....	.....	.....	3	.....	.....	5	2	10	3	7	.....	5	.....	2	.....	0.695	0.305	2	.....	22	1	.....
Février.....	.....	.....	1	.....	2	.....	5	.....	7	1	5	2	5	.....	1	.....	0.623	0.377	1	.....	15	.....	.....
Mars........	.....	.....	3	.....	2	.....	5	.....	8	2	4	.....	3	1	3	1	0.588	0.412	7	4	17	.....	.....
Avril.......	.....	.....	5	1	2	.....	1	1	6	.....	2	.....	7	6	1	6	0.566	0.434	.....	2	17	1	3
Mai.........	3	.....	3	.....	.....	.....	2	.....	2	.....	7	9	2	.....	.....	.....	0.614	0.386	.....	2	15	2	1
Juin........	.....	.....	1	.....	.....	2	.....	3	9	.....	8	2	5	.....	.....	.....	0.579	0.421	.....	.....	18	1	7
Juillet.....	2	.....	3	.....	.....	3	1	.....	4	.....	6	1	10	.....	.....	.....	0.578	0.422	.....	.....	14	.....	7
Août........	4	.....	2	4	3	.....	.....	1	-1	7	2	3	.....	.....	.....	.....	0.602	0.398	.....	.....	12	1	3
Septembre	2	.....	.....	.....	4	.....	2	2	7	2	1	.....	3	.....	.....	.....	0.662	0.338	.....	.....	10	2	6
Octobre.....	.....	.....	1	.....	2	.....	.....	.....	7	.....	7	.....	4	.....	.....	.....	0.677	0.323	.....	1	21	3	2
Novembre...	.....	.....	3	.....	2	.....	3	.....	15	1	2	.....	4	.....	.....	.....	0.785	0.215	.....	1	25	3	1
Décembre...	.....	.....	2	.....	.....	.....	3	.....	7	1	1	5	.....	.....	.....	.....	0.725	0.275	.....	1	23	1	.....
Année.......	18		24	5	21		28	4	48	11	71	10	67	8	54	1	0.641	0.359	10	8	213	19	28

Climatologie de la période décennale 1863 à 1872. — **Moyennes générales.** — Minima et Maxima observés.

MOIS	THERMOMÈTRE																			BAROMÈTRE A ZÉRO								EAU tombée au pluvio- mètre
	MOYENNES MENSUELLES											MAXIMA MENSUELS		MAXIMA MENSUELS		MINIMA MENSUELS		MAXIMA MENSUELS		MOYEN. mensuel	
	Matin			Soir			Minima moyens	Maxima moyens	Déduites des			Observ.	Dates	Observ.	Dates	Observ.	Dates	Observ.	Dates	
	5 h.	7 h.	8 h.	Midi	6 h.	10 h.			à observ. quotid. en.	Minima et maxima										
Janvier.....	.....	.....	2°59	4°37	4°09	3°37	1°52	5°90	3°84	3°77	-12°3	1871 le 5	15°1	1864 le 21	726°3	1866 le 11	771°1	1856 le 25	75°m 20	87°14
Février....	.....	.....	4 30	6 08	6 03	5 15	3 94	8 05	5 61	5 54	-8 7	1864 le 7	16 4	1870 le 28	34 6	1855 le 1	77 7	1857 &.28	61 32	46 08
Mars.......	.....	4°50	.....	7 01	6 58	5 45	3 35	8 81	5 99	5 94	-5 1	1855 le 21	18 2	1871 le 24	37 8	1864 le 8	77 9	1867 le 2	57 47	69 10
Avril.......	7°16	.....	.....	12 —	10 84	8 90	6 24	13 49	9 77	9 58	-2 1	1864 le 9	24 5	1866 le 27	35 9	1872 le 21	74 2	1867 le 1	60 54	44 51
Mai........	9 59	.....	.....	14 24	13 27	10 70	7 96	16 04	11 99	11 67	0 2	1872 le 5	29 3	1868 le 19	41 7	1859 le 6	71 4	1865 le 19	60 09	56 24
Juin.......	12 59	.....	.....	16 63	15 85	13 22	10 50	18 82	14 55	14 05	3 7	1865 le 19	31 5	1870 le 16	42 7	1855 le 30	78 9	1867 le 27	63 11	30 20
Juillet....	14 54	.....	.....	18 95	18 04	15 33	12 72	20 63	16 72	16 37	5 3	1863 le 19	33 7	1869 le 22	44 7	1863 le 2	71 3	1863 le 10	60 92	60 04
Août........	14 55	.....	.....	18 74	17 62	15 25	12 79	20 13	16 50	16 11	4 0	1864 le 14	29 7	1867 le 13	44 5	1871 le 15	76	1854 le 11	60 03	69 70
Septembre	12 48	.....	.....	17 37	15 08	13 08	11 84	18 65	14 79	14 60	3 9	1870 le 16	28 7	1868 le 7	36 8	1869 le 12	73 2	1867 le 25	59 93	67 64
Octobre....	.....	6 75	.....	13 07	11 30	10 03	7 91	14 06	10 77	10 62	-0 8	1866 le 30	23 5	1865 le 3	34 3	1865 le 18	73 1	1869 le 27	98 05	105 67
Novembre..	.....	-5 99	.....	8 40	7 27	6 63	4 71	9 45	7 09	7 05	-5	1864 le 6	16	1867 le 15	30 2	1864 le 15	77 1	1867 le 0	59 46	88 84
Décembre..	.....	.....	4 02	5.76	5 03	4 46	2 49	6 94	4 82	4 71	-11 7	1870 le 30	15 3	1868 le 5	20 2	1872 le 10	80 2	1855 le 18	59 95	76 74
Année.....	6°39			12°06	10°97	9°36				10°20	9°99	-12°3	1871 le 5 jer	33°7	32 juill. 63	790 2	1936 le 1871	780 2	1854c. 1664	750 89	817°94

MOIS	VENTS A MIDI																ÉTAT DU CIEL		JOURS DE-				
	N	NNE	NE	ENE	E	ESE	SE	SSE	S	SSO	SO	OSO	O	ONO	NO	NNO	Nébulosité	Sérénité	Gelée	Neige	Pluie	Grêle	Orage
Janvier...	0 2	0 1	0 8	1 4	3 5	0 7	3 8	1 3	4 6	1 9	6 4	1	2 4	0 7	1 7	0 0	0.683	0.317	9 j 8	2 j 6	19 j 1	1 j 2	0 j 6
Février...	0 4	0 3	1 2	0 6	2 7	0 1	2	0 8	3 3	1 2	6 1	2 2	4 0	0 5	1 8	0 5	0.656	0.344	5 3	1 3	15 7	1	0 4
Mars.......	1 4	0 8	3 4	0 8	4 0	0 4	2 5	1	2 4	0 7	2 9	1 1	4 3	0 6	2 8	0 9	0.646	0.354	4 4	2 6	16 2	1 4	0 3
Avril......	1 4	0 5	2 5	1	4 3	0 3	1 2	0 8	2 1	1	1 8	0 4	7 3	2 3	3 1	0 5	0.514	0.486	0 6	0 ..	12 1	0 7	0 9
Mai........	1 0	0 8	4 1	1 9	3 5	0 2	1 2	0 4	8	0 5	1 9	0 9	5 4	1 4	4 3	0 6	0.502	0.498	0 ..	0 ..	11 5	0 7	2 5
Juin.......	1 6	0 9	3 6	0 3	3 9	0	1 3	0 1	1 5	0 6	1 6	0 9	6 1	1 9	5 4	0 6	0.511	0.489	0 ..	0 ..	10 9	0 4	1 2
Juillet....	1 3	0 8	4	0 9	2 9	0 1	1 5	0 9	0 6	2 6	0 6	7 8	1 9	3 2	1	0.516	0.484	0 ..	0 ..	10 0	0 ..	2 7
Août.......	1 8	0 1	2 3	1 2	4 1	0	0 3	0 2	0 8	2 8	1 5	6 0	1 7	4 8	0 3	0.533	0.467	0 ..	0 ..	13 1	0 2	1 4
Septembre	0 4	0 8	2 1	0 6	5 1	0 3	1 6	0 6	2	1 9	5	1 3	6 4	1 9	2 9	0	0.558	0.442	0 ..	0 ..	9 3	0 3	2 6
Octobre....	2 0	0 8	2 3	0 3	3 6	0 7	2 6	0 5	3 5	1 1	5 8	0 6	3 6	0 3	2 7	0 5	0.671	0.329	0 1	0 3	16 1	1	4 2
Novembre..	1 4	0 4	2 4	0 2	5 6	0 4	2	0 5	4 1	1 1	5 8	0 8	1 6	0 5	2 7	0 5	0.709	0.291	3 4	0 2	15 8	2	0 7
Décembre..	1 5	0 5	0 8	0 6	4 9	0 1	2 3	1 3	0 5	1 1	5 6	0 9	2	0 1	2 4	0 4	0.726	0.274	7 5	1 5	15 6	2 1	1 2
Année......	15	6	30	10	47	3	24	8	36	12	48	12	58	13	38	6	0.602	0.398	31 j 1	8 j 5	173 j 9	11 j 7	16 j 8

Avant de tirer des renseignements condensés dans les précédents tableaux toutes les déductions auxquelles peut conduire leur étude, il me semble utile de coordonner encore dans un cadre différent les résultats généraux obtenus pendant chaque période mensuelle de vingt années d'observation. En agissant ainsi, l'on arrive à rendre plus facilement appréciable l'amplitude des oscillations qui ont été remarquées dans la manifestation des phénomènes météorologiques dont il a été tenu compte, et l'on favorise des comparaisons d'autant plus dignes d'intérêt que les renseignements ainsi mis en évidence deviennent alors autant de jalons sur lesquels on pourra se guider, lorsque plus tard l'on essayera d'arriver à des déductions utiles.

C'est qu'en effet, s'il est difficile de déterminer la nature des causes aussi variables qu'elles sont variés, qui exercent une action prépondérante sur le développement des phénomènes météorologiques, parce que le plus souvent ces causes commencent à manifester leur action à des distances fort éloignées des lieux où nous observons, mesurons et constatons leurs effets, ce n'est pas une raison pour ne pas grouper convenablement les résultats observés, puisqu'en le faisant l'on réunit les éléments d'une étude nouvelle qui, en fin de compte, pourra peut-être aboutir à la connaissance des grandes lois qui président à la différentiation des climats.

Je n'ose pas dire pour cela que l'on arrivera à prévoir longtemps à l'avance, et dans tous les cas, les modifications que le cours du temps apporte toujours avec lui dans le développement des phénomènes météorologiques. Je ne crois pas même que cela soit tout-à-fait possible, mais cependant, si une large part doit toujours être faite aux causes lointaines et aux accidents imprévus, l'on pourra bien certainement aussi arriver, dans certains cas, à des prévisions grandement probables ; et, à ce point de vue, il n'est pas douteux que réunir des éléments de discussion c'est faire déjà un premier pas vers la connaissance de l'inconnu. C'est pour cette raison que je condense ces éléments dans les tableaux suivants.

4

Climatologie du mois de Janvier à Fécamp

ANNÉE	THERMOMÈTRE A				MINIMA		MAXIMA		TEMPÉRATURE MOYENNE déduite des			PRESSION BAROMÉTRIQUE à zéro			JOURS DE					Nébulosité du ciel	Sérénité du ciel	EAU tombée au pluviomètre
	8 h. du matin	Midi	0 h. du soir	10h. du soir	Vrais	Moyens	Vrais	Moyens	4 observ. quotid.	Moyens	Corrigés	Minima	Maxima	Moyenne	Gelée	Neige	Pluie	Grêle	Orage			
1853	5°6	8°	8°4	5°7	—3°	»°»»	11°8	»°»»	6°84	6°84	6°84	745°2	765°5	755°1	1	»	23	4	»	0.780	0.220	109°8
1854	2 9	5 3	4 3	3 8	—6 6	» »»	9 4	» »»	4 08	4 08	4 08	36 6	75 9	57 6	3	3	27	»	»	0.646	0.354	81 0
1855	0 2	3 2	1 8	1 3	—11 7	» »»	10 8	» »»	1 64	1 64	1 64	54 7	74 1	65 2	13	3	8	1	»	0.681	0.319	32
1856	4 5	6 2	5	4 8	—6 3	» »»	11	» »»	5 13	5 13	5 13	39 7	75 1	55 7	4	1	20	»	»	0.721	0.279	70 6
1857	3 1	5	3 9	3 4	—7 2	1 59	10 4	5 69	3 85	3 64	3 67	40 3	70 1	56 8	10	5	23	4	»	0 739	0.267	131 2
1858	1 1	3 7	2 7	1 7	—9	—0 38	9 8	5 —	2 30	2 31	2 31	60 7	74 9	69 8	16	»	10	»	»	0.515	0.485	31 9
1859	4 2	6 2	5	4 6	—5 2	3 67	11 1	7 18	5 —	4 92	4 96	47 6	80 3	66 2	5	1	12	»	»	0.588	0.312	55 7
1860	4 7	6 6	5 6	5 2	—1 3	3 50	13 8	7 88	5 52	5 59	5 62	35 1	70 7	54 6	—4	»	20	2	1	0.699	0.301	107 1
1861	—1	1 8	0 5	—0 4	—2 06	12	3 78	0 23	0 96	0 96	52 1	75 3	64 8	23	1	12	»	»	0.488	0.512	13
1862	2 7	4 6	4 2	3 6	—8 4	1 35	10 8	6 04	3 85	3 70	3 74	49 8	69 3	59 1	9	1	19	»	»	0.637	0.363	53 6
1863	4 9	7	6 3	5 9	—1 3	3 79	12	7 79	6 01	5 79	6 03	42 2	74	57 5	1	»	19	»	»	0.645	0.365	50
1864	0 4	3 2	1 9	1	—10 2	—0 47	15 1	4 41	1 68	1 97	1 98	55 3	76	65 9	15	1	11	»	»	0.461	0.539	48 8
1865	3 4	4 3	4	3 6	—5 3	1 63	12	5 86	3 82	3 75	3 77	33 1	72	51 3	9	4	25	4	3	0.798	0.202	150 1
1866	6 2	8	7 5	6 4	—1 3	4 59	12 5	8 95	7 03	6 77	6 80	26 3	79 1	60 1	2	2	23	3	»	0.770	0.230	134 6
1867	1 5	3 6	2 6	1 9	—11 2	—0 36	12 6	4 53	2 45	2 08	2 09	37 3	69 4	53 7	17	7	20	1	»	0.633	0.367	159
1868	1 9	3 9	3 6	3 1	—0 7	0 46	12 1	4 87	3 11	2 67	2 81	35	73 6	60	14	4	18	»	»	0.754	0.246	100 6
1869	2 5	5 9	4 7	4 7	—5 6	2 33	14 5	6 80	4 71	4 87	4 60	41	74 8	62 9	10	»	16	»	»	0.661	0.339	40 7
1870	3 1	5 3	4 3	4	—4 8	2 14	11 2	6 21	4 20	4 18	4 20	46 2	75 1	61 1	9	2	16	2	1	0.654	0.346	58 2
1871	—1 2	1 1	0 8	—0 1	—12 3	—2 25	7 2	2 21	0 16	—0 02	—0 02	36 5	68 1	56	19	6	21	1	»	0.763	0.237	43 1
1872	4 5	6 2	5 2	5	—1	3 95	10 9	7 99	5 24	5 37	5 40	26 7	66 6	53	2	»	22	1	»	0.695	0.305	95 1
Totaux...	56 2	99 3	80 3	69 7	»	91 66	» »	98 59	76 86	74 84	75 49	» »»	» »»	1185 4	185	41	365	23	9	13.422	6.578	1559 2
Moyennes	2°81	4°97	4 01	3 49	—12 3	1 35	15 1	5 85	3 82	3°74	3°77	726 3	780 3	759°27	9j03	2j05	18j25	1j15	0j45	0.671	0.379	77°96

Climatologie du mois de Février à Fécamp

ANNÉES	THERMOMÈTRE A				MAXIMA		MAXIMA		TEMPÉRATURE MOYENNE déduite des			PRESSION BAROMÉTRIQUE à zéro			JOURS DE					Nébulosité du ciel	Sérénité du ciel	EAU tombée au pluviomètre
	8 h. du matin	Midi	6 h. du soir	10h.du soir	Vrais	Moyens	Vrais	Moyens	4 observ. quotidiennes	Minima et Maxima Moyens	Minima et Maxima Corrigés	Minima	Maxima	Moyenne	Gelée	Neige	Pluie	Grêle	Orage			
1853	-0°2	3°	1°6	0°8	-3°1	6°9	6°9	5°44	1°97	1°97	1°97	786°4	765°7	758°2	11	4	11	3	»	0.787	0.373	38°9
1854	2 2	4 9	1 4	2 5	6 6	3 44	11 5	» 55	4 25	4 25	4 25	54 2	77 4	67 8	3	1	16	1	»	0.397	0.403	40
1855	-0 6	0 8	0 3	-0 3	3 3	» 55	9 3	» 55	-0 90	-0 20	-0 20	44 9	62 4	54 1	17	3	14	»	»	0.743	0.256	30 9
1856	4 8	7 7	6 3	5 6	2 4	» 55	13 3	» 55	-6 —	-6 —	-6 —	54 6	73 5	62 1	3	»	11	»	»	0.704	0.296	23 3
1857	1 »	3 7	4 2	2 5	-3 3	9	12 5	6 46	3 45	3 34	3 19	59 5	73 6	64 3	12	»	7	»	»	0.417	0.583	14 7
1858	1 2	4 6	3 2	2 4	-4 2	13	12 7	6 —	2 68	3 07	3 22	60 7	74 9	68 6	14	»	8	1	»	0.486	0.514	16 2
1859	5 »	5 1	6 8	5 6	-1 1	9 44	12 »	8 46	5 27	5 30	5 07	47 3	74 2	61 6	3	»	18	1	»	0.512	0.488	34 9
1860	1 6	3 3	3 »	2 8	-3 2	44	10 5	6 16	2 81	2 50	2 86	49 3	71 9	61 5	10	4	16	1	»	0.592	0.408	57 9
1861	4 7	7 »	6 3	5 9	-3 1	51	13 3	6 03	5 69	5 77	5 56	49 6	76 4	58 4	4	1	15	»	»	0.647	0.353	48 9
1862	4 »	6 3	5 6	5 1	-6 2	75	9 4	7 87	5 39	5 16	5 04	48 3	74 4	62 4	7	»	12	»	»	0.665	0.335	22 1
1863	2 9	7 4	5 7	3 3	-4 »	85	10 6	6 55	4 94	5 27	5 11	58 8	74 6	68 8	12	»	10	»	»	0.384	0.616	22 9
1864	1 3	3 6	3 »	2 3	-8 7	-0 33	13 »	4 78	2 59	2 19	2 19	66 0	73 3	59 6	12	6	10	2	»	0.777	0.233	58 7
1865	3 1	4 4	3 7	3 4	-4 8	1 73	9 5	5 42	3 66	3 56	3 49	54 6	74 6	59 1	6	3	21	1	»	0.712	0.288	71 6
1866	5 5	9 »	6 9	6 3	-1 2	4 34	13 4	8 99	6 68	6 71	6 61	57 0	89 1	55 6	»	»	25	5	»	0.714	0.286	102 6
1867	3 0	9 »	3 2	7 6	-3 »	-5 93	14 »	9 96	7 92	7 96	7 88	39 4	77 7	64 7	»	»	15	2	2	0.703	0.237	59 »
1868	5 »	7 6	6 4	5 2	-3 4	3 80	14 6	6 54	6 14	6 22	6 00	48 0	77 7	66 5	»	»	9	»	1	0.599	0.401	15 1
1869	5 7	9 5	8 4	7 2	-1 »	5 80	15 4	10 49	7 94	8 18	8 09	40 9	79 3	62 8	»	2	18	1	1	0.702	0.298	49 »
1870	0 7	3 7	3 3	2 »	-7 2	-0 03	12 »	4 69	3 40	3 37	3 26	47 7	66 3	55 5	13	4	11	1	»	0.648	0.357	22 1
1871	-6 3	7 6	6 »	-0 3	-3 3	4 36	13 6	6 53	6 09	6 45	6 34	42 9	73 2	62 3	2	»	17	1	1	0.700	0.300	45 »
1872	5 6	9 »	7 9	7 »	-1 2	-4 06	13 4	10 36	7 38	7 52	7 38	48 4	66 3	57	»	»	15	»	»	0.623	0.377	23 »
Totaux..	67 2	129 8	102 2	85°4	»	42 89	» » »	122 65	94 05	94 11	92 88	» » »	» » »	1298 3	137	26	280	20	4	12.645	7.355	890 1
Moyennes	3°56	6°14	5°11	4°27	-3°7	2°68	16°4	7°65	4°70	4°70	4°61	734°6	777°7	761°41	6j86	1j30	14j00	1j	0j20	0.632	0.368	41°0 2

Climatologie du mois de Mars à Fécamp

ANNÉES	THERMOMÈTRE À								TEMPÉRATURE MOYENNE résulte des			PRESSION BAROMÉTRIQUE à zéro			JOURS DE					Nébulosité du ciel	Sérénité du ciel	EAU tombée au pluviomètre
	7 h. du matin	Midi	8 h. du soir	10 h. du soir	MINIMA Vrais	Moyens	MAXIMA Vrais	Moyens	4 observ. quotid.	Minima et Maxima Moyens	Corrigés	Minima	Maxima	Moyennes	Gelée	Neige	Pluie	Grêle	Orage			
1853	1°7	6°2	4°7	3°6	—3°9	3°»»	12°1	»°»»	4°05	4°05	4°05	745°3	765°5	760°3	8	4	17	2	»	0.615	0.385	55°3
1854	4 3	9 5	6 9	5 3	— 1 6	» »»	15	» »»	6 46	6 46	6 46	61 8	77	69 8	4	»	7	»	»	0.480	0.590	5 5
1855	2 8	6 7	4 9	3 4	— 1 6	» »»	11 8	» »»	4 48	4 48	4 48	20 9	70 9	54 1	3	1	19	»	»	0.572	0.498	15 5
1856	2 9	6 7	5 6	4 2	— 1 2	» »»	11 8	» »»	4 88	4 88	4 88	56 3	74 3	63 6	4	2	7	»	»	0.501	0.490	14 2
1857	3 9	8 3	6 5	5 1	— 4 7	2 90	16 4	9 14	5 95	5 86	5 58	46 6	72 9	59	6	»	14	2	»	0.531	0.479	49 2
1858	3 5	7 3	6 4	4 7	— 2 8	2 10	16 8	8 85	5 48	5 48	5 31	40 7	73 8	59 4	6	5	16	3	»	0.602	0.398	60 3
1859	6 8	9 6	6 6	7 8	— 1 2	5 60	15 7	11 02	8 19	8 31	8 13	46 4	71 6	63 2	1	1	15	1	»	0.699	0.301	83 1
1860	4 1	6 7	5 8	5 2	— 3 5	2 90	12 4	8 47	5 49	5 69	5 54	43 2	71 4	58 8	5	3	21	3	»	0.580	0.420	71 5
1861	6 4	9	7 9	7 1	» 2	5 06	15 7	9 98	7 59	7 52	7 40	42 1	71 3	58 2	»	»	20	6	3	0.706	0.294	129 7
1862	6 1	9 5	8 5	7 7	— 3 2	5 10	18 1	10 89	7 88	7 96	7 81	43 7	61 1	53 4	3	»	23	»	2	0.561	0.439	47 8
1863	4 4	8 5	7 3	6 2	— 0 6	3 52	15 6	9 84	6 62	6 68	6 52	42 3	73 3	59 5	1	1	16	1	2	0.611	0.389	75 4
1864	5 3	9	7 9	6 6	— 0 9	4 25	16 8	10 51	7 20	7 28	7 22	37 3	70 5	53 1	1	»	17	1	»	0.657	0.343	52 7
1865	2	4 8	4	3	— 5 1	0 94	8 8	5 84	3 46	3 39	3 30	40 6	70 9	58 2	12	3	18	4	»	0.641	0.359	67 8
1866	4 8	7 »	6 2	5 1	— 1 8	3 97	14 3	8 24	5 70	5 76	5 63	39 0	69 4	53 5	3	»	21	2	»	0.609	0.391	102 »
1867	2 2	6 6	5 6	4 5	— 2	2 25	15 2	7 95	4 97	5 10	4 86	39 7	77 0	54 8	9	5	21	2	»	0.548	0.452	25 9
1868	5 8	8 8	7 8	6 9	— 0 4	4 69	15 6	10 06	7 34	7 47	7 34	39 1	74 6	62 5	1	»	12	1	1	0.838	0.162	93 5
1869	3	5 8	4 7	4	— 3 4	1 87	10 7	6 87	4 26	4 12	4 —	40 6	67 9	54 9	7	5	21	2	1	0.824	0.176	43 0
1870	4 1	6 2	5 2	4 4	— 3 5	3 22	17 1	7 07	5 —	5 14	5 03	49 1	72 5	61 2	1	5	20	2	»	0.587	0.413	84 9
1871	5 3	10 »	8 5	7 1	— 1	4 65	18 2	11 17	7 72	7 91	7 75	43 6	71 1	62 1	2	2	10	»	»	0.588	0.412	87 1
1872	5 6	9 7	8 6	6 6	— 3	4 64	17	11 03	7 64	7 84	7 69	43 7	68 7	55 9	7	4	17	»	»			
Totaux	85 5	155 6	121 6	108 6	— » »	57 16	» »	146 37	120 36	121 48	119 42	» » »	» » »	1173 5	84	42	391	31	9	12.286	7.702	1143 6
Moyennes	4°27	7°78	6°58	6°43	—5°1	3°57	18°2	9°15	6°02	6°07	5°97	730°6	777°»	758°07	4j2	2j1	16j1	1j6	0j45	0.615	0.385	57°18

Climatologie du mois d'Avril à Fécamp

ANNÉES	THERMOMÈTRE A				MINIMA		MAXIMA		TEMPÉRATURE MOYENNE déduite des			PRESSION BAROMÉTRIQUE a zéro			JOURS DE					Nébulosité du ciel	Sérénité du ciel	EAU tombée au pluviomètre
	6 h. du matin	Midi	6 h. du soir	10h. du soir	Vrais	Moyens	Vrais	Moyens	4 observ. quotid.	Moyens	Corrigés	Minima	Maxima	Moyennes	Gelée	Neige	Pluie	Grêle	Orage			
1853	7·4	10·1	8·6	7·6	4·3	» »	14·1	» »	8·44	8·44	8·44	747·4	766·7	759·2	»	»	21	1	»	0.786	0.214	80·1
1854	6·9	12·7	10·4	8·1	— 0·3	» »	21·3	» »	9·41	9·41	9·41	46·3	74·1	63·9	2	»	9	1	1	0.466	0.531	16·9
1855	6·2	9·4	7·7	6·2	— 1·5	» »	15·»	» »	7·09	7·09	7·09	49·6	70·9	62·9	1	»	9	1	»	0.598	0.412	22·6
1856	6·6	11·8	9·9	8·2	2·4	» »	21·2	» »	9·19	9·12	9·12	46·7	63·8	55·5	»	»	15	1	1	0.842	0.836	51·9
1857	6·9	10·6	9·1	7·7	1·»	5·68	19·9	11·11	8·59	8·76	8·21	41·0	67·1	55·»	»	»	17	2	2	0.517	0.483	53·»
1858	7·3	11·9	10·6	8·6	—0·6	5·95	22·8	13·58	9·61	9·40	9·41	45·3	68·7	59·2	1	»	13	1	2	0.555	0.445	74·2
1859	6·9	12·»	10·7	8·7	—0·2	5·73	24·8	13·91	9·59	9·81	9·10	46·3	65·4	56·1	2	»	13	3	4	0.593	0.407	99·1
1860	5·4	8·2	7·4	6·3	0·»	3·89	13·8	10·04	6·84	6·98	6·70	46·8	69·8	59·9	»	1	19	»	1	0.450	0.550	14·»
1861	5·6	10·5	9·3	7·4	—0·1	4·98	25·3	11·61	8·95	8·37	8·18	54·7	74·8	61·»	1	»	9	1	»	0.434	0.536	19·5
1862	7·9	12·4	11·1	9·2	—1·8	6·77	24·5	13·92	10·18	10·35	10·10	52·1	65·8	61·8	1	»	10	»	»	0.485	0.504	80·1
1863	7·1	11·3	10·1	8·4	—1·»	5·99	15·6	12·84	9·23	9·41	9·18	52·4	71·1	61·8	3	»	10	1	»	0.421	0.579	16·1
1864	6·6	11·5	10·8	8·2	—2·1	5·47	21·9	13·11	9·16	9·99	9·03	54·04	70·34	62·84	1	»	7	»	»	0.831	0.669	9·»
1865	7·5	14·»	13·2	9·9	»·3	6·51	22·9	16·42	11·16	11·45	11·13	56·98	71·74	63·40	»	»	6	»	»	0.492	0.508	61·6
1866	6·8	14·5	10·9	8·6	1·1	6·37	24·5	13·95	9·88	10·16	9·90	46·66	70·91	58·4	»	»	10	1	2	0.637	0.363	75·6
1867	8·3	11·6	10·8	9·4	0·»	7·35	16·7	12·60	10·04	9·98	9·80	41·59	74·25	58·08	»	»	18	1	1	0.699	0.371	60·»
1868	7·2	11·6	10·8	6·0	1·»	6·15	19·0	12·93	9·48	9·49	9·26	39·68	70·36	60·85	»	»	11	»	»	0.525	0.475	50·4
1859	8·1	13·9	11·7	9·9	2·»	6·98	24·»	14·98	10·66	10·68	10·43	40·56	70·85	60·80	2	»	8	»	2	0.898	0.602	6·5
1870	6·3	11·1	10·4	7·8	—0·3	4·38	23·5	12·51	8·64	8·45	8·17	49·06	73·45	64·9	2	»	8	»	»	0.645	0.355	23·1
1871	8·»	11·9	10·7	9·4	0·5	7·16	18·3	13·27	10·02	10·31	9·00	41·23	64·82	57·0	»	»	18	2	3	0.506	0.434	43·4
1872	7·2	11·6	10·5	8·»	0·2	6·09	23·3	18·—»	9·46	9·55	9·31	35·98	72·15	58·53	»	»	»	»	»			
Totaux	137·2	229·6	203·7	167·0		95·89	» »	209·28	184·60	186·35	181·56	» »	» »	1204·9	14	1	256	16	19	10.538	9.462	964·9
Moyennes	6°86	11°48	10°16	8°35	—2°1	5°98	25°3	13°08	9°24	9°32	9°08	735°99	774°80	760°2	0j7	1/₂₀j	12j8	0j8	0j95	0.527	0.473	48°2

Climatologie du mois de Mai à Fécamp

ANNÉES	THERMOMÈTRE A				MINIMA		MAXIMA		TEMPÉRATURE MOYENNE déduite des			PRESSION BAROMÉTRIQUE A ZÉRO			JOURS DE					Nébulosité du ciel	Sérénité du ciel	EAU tombée au pluviomètre
	6 h. du matin	Midi	6 h. du soir	10 h. du soir	Vrais	Moyens	Vrais	Moyens	4 observ. quotid.	Minima et Maxima Moyens	Corrigés	Minima	Maxima	Moyennes	Gelée	Neige	Pluie	Grêle	Orage			
1853	10°7	12°7	12°1	10°2	4°5	» »»	20°9	»°»»	11°73	11°73	11°73	752°8	769°8	759°1	»	»	11	1	1	0.591	0.409	74°6
1854	8 6	13 6	11 7	9 5	3 3	» »»	19 8	» »»	10 89	10 89	10 80	46 4	65 3	58	»	»	18	»	2	0.658	0.342	58 3
1855	8 1	12 6	11 3	9	2 6	» »»	26 3	» »»	10 19	10 19	10 19	48 3	64 6	56 9	»	»	13	»	3	0.574	0.426	69 5
1856	8 9	12 7	10 9	9 2	2 4	» »»	21 4	» »»	10 59	10 59	10 59	40 5	64 9	57 4	»	»	18	»	3	0.634	0.366	119 8
1857	10	15 2	13 0	11	2 3	8 62	26 6	17 23	12 45	12 92	12 67	47 5	65 8	58 8	»	»	12	».	2	0.802	0.698	42 4
1858	9	13 6	12 5	10 2	1 6	7 35	29 1	15 28	11 29	11 31	10 99	44 8	72 7	60 3	»	»	12	»	2	0.485	0.615	60
1859	10 4	13 4	12 6	11 1	3 1	8 87	23 1	14 89	11 86	11 93	11 66	53 3	65 6	58 7	»	»	16	1	2	0.602	0.998	54
1860	10 6	14 6	13 1	10 9	3 8	8 87	22 9	16 69	12 81	12 73	12 41	47 7	86 8	50 6	»	»	16	»	3	0.495	0.505	118
1861	9 4	12 9	12	10	1 8	7 36	21 4	14 36	11 10	10 86	10 67	50 6	71 7	63 1	»	»	11	2	2	0.492	0.508	55 2
1862	11 5	15	14	12 1	5 8	9 95	26 2	16 80	13 14	13 37	13 20	49 6	66 5	59 3	»	»	20	»	2	0.603	0.397	79 5
1863	9 8	13 1	12 3	10 4	2 4	7 83	19 2	14 61	11 26	11 32	11 03	55 8	88	61 8	»	»	9	»	»	0.503	0.500	38 4
1864	9 7	14 6	13 1	10 8	2 4	8 00	24	15 91	12 —	12 —	11 68	48 6	67 7	60 8	»	»	9	»	3	0.443	0.557	63 1
1865	10 8	15 9	14 8	11 7	3	9 95	26 2	16 13	13 29	13 69	13 53	47 9	71 4	59 9	»	»	18	»	7	0.508	0.492	81 2
1866	7 1	13	12 1	9 1	1 4	5 59	20 5	14 60	10 35	10 13	9 78	44 6	70 6	60 1	»	»	10	1	»	0.389	0.617	37 8
1867	10 3	15 1	14 0	11 5	3 6	8 75	27 8	17 43	12 07	12 08	12 78	44 8	85 5	58 1	»	»	17	1	»	0.505	0.492	102 4
1868	11 5	17	16 3	12 7	3 8	9 68	29 3	19 07	14 37	14 32	13 94	53 1	70 4	61 1	»	»	6	3	1	0.480	0.520	6 6
1869	10 4	13 7	12 7	10 8	1 9	8 77	21 1	15 98	11 92	19 06	11 80	41 7	66 1	55 7	»	»	22	2	6	0.798	0.272	124
1870	8 9	14 1	13 1	10 2	0 4	7 06	26 9	15 72	11 59	11 39	11 03	47 4	69 8	63 7	»	»	8	»	1	0.435	0.565	39 3
1871	9 2	13 8	12 1	10 5	1 4	7 53	27 6	15 41	11 56	11 47	11 15	54 6	68 2	61 8	»	»	4	»	»	0.422	0.578	8 8
1872	8 7	12 4	11 5	9 3	0 2	7 03	17 5	13 66	10 45	10 49	10 21	46 4	70 9	58 7	»	2	15	3	2	0.614	0.386	78 8
Totaux...	193 1	278 7	256 5	210 2	» »	190 60	» »	255 58	235 36	236 42	231 48	» »	» »	1191	»	2	262	11	44	10.517	9.483	1285
Moyennes	9°65	13°94	12°83	10°51	0°2	8°16	23°8	15°97	11°77	11°82	11°57	741°7	772°7	759°57	»	0j10	13j1	0j55	2j2	0.596	0.474	64°3

33

Climatologie du mois de Juin à Fécamp

ANNÉES	THERMOMÈTRE A				MINIMA		MAXIMA		TEMPÉRATURE MOYENNE déduite des			PRESSION BAROMÉTRIQUE à zéro			JOURS DE					Nébulosité du ciel	Sérénité du ciel	EAU tombée au pluviomètre
	8 h. du matin	Midi	6 h. du soir	10h. du soir	Vrais	Moyens	Vrais	Moyens	4 observ. quotid.	Minima et Maxima Moyens	Corrigés	Minima	Maxima	Moyennes	Gelée	Neige	Pluie	Grêle	Orage			
1853	13°4	16°7	15°1	12°8	9°9	» »	24°8	» »	14°52	14°69	14°52	753m4	764m8	759m6	»	»	13	1	1	0.647	0.353	79m9
1854	11 2	15 9	14 4	12 3	9 2	» »	25 9	» »	13 09	13 69	13 69	42 8	66 4	59 4	»	»	17	»	1	0.775	0.225	93 5
1855	11 6	16 5	14 9	12 5	6 5	» »	27 9	» »	14 15	14 15	14 15	48 9	68 6	61 4	»	»	12	»	2	0.617	0.383	66 1
1856	12 2	16 8	15 6	13	8 7	» »	24 9	» »	14 43	14 43	14 45	45 9	69 8	63 8	»	»	11	»	1	0.419	0.581	47 2
1857	13 7	19 2	18 1	14 7	6 3	11 81	32	21 09	16 43	16 45	16 01	53 7	68 3	61 3	»	»	9	»	4	0.462	0.538	45 5
1858	14 7	19 4	17 8	15	7 4	12 59	32 4	21 33	16 72	16 99	16 55	50 4	67 9	62 8	»	»	12	»	6	0.402	0.598	45 4
1859	13 7	17 8	17	14 2	6 9	11 84	24 6	19 72	15 67	15 78	15 41	50 8	65 5	59 4	»	»	16	»	5	0.482	0.518	85 8
1860	12 3	16	15	13 5	6 5	10 62	22 7	17 73	13 94	14 17	13 81	45 3	65 3	57	»	»	22	»	1	0.573	0.427	113 2
1861	13 9	17 4	16 9	14 5	6 9	12 21	29 8	19 96	16 68	15 98	15 58	52 9	65 6	60	»	»	21	»	7	0.707	0.293	67 1
1862	12 6	15 9	15 2	12 9	6 7	10 46	23 7	17 71	14 16	14 08	13 74	49 6	65 8	59 5	»	»	14	»	1	0.482	0.518	45
1863	12 3	16 4	15 6	12 7	6	10 26	23 7	17 97	14 24	14 12	13 76	49 1	66 6	59 6	»	»	16	1	2	0.571	0.429	53 1
1864	12 8	15 7	14 6	12 6	6	10 68	21 3	17 95	13 81	13 97	13 60	50	70 8	61 4	»	»	20	»	»	0.600	0.400	59
1865	12 3	17 1	16 4	13 5	5 2	10 98	24 6	18 72	14 84	14 50	14 10	42 7	78 2	65 7	»	»	4	»	»	0.408	0.592	12 8
1866	13 4	18 4	17 3	14 5	7 5	11 57	26 8	20 04	15 92	15 80	15 41	51 8	67 6	60 3	»	»	10	1	2	0.454	0.546	39 7
1867	12 7	16 6	15 9	13 1	6 4	10 87	26 6	16 51	14 58	14 69	14 33	55 9	73 9	68 6	»	»	8	»	1	0.504	0.496	30
1868	13	17 6	17	13 6	4 9	10 97	25 9	19 45	15 36	14 86	14 43	54 3	69 4	64 9	»	»	5	»	2	0.333	0.667	14 8
1869	13 1	15 4	14 9	12 3	3 7	9 51	28 5	16 95	13 66	13 23	12 89	47 9	69 2	53	»	»	12	1	1	0.446	0.554	30 1
1870	12 1	16 6	15 8	13 1	4 7	9 88	31 5	18 35	14 82	14 12	13 76	54 8	73 3	64 3	»	»	4	»	2	0.517	0.449	10 9
1871	12	15	14 8	12 9	5 4	10 51	24	16 74	13 54	13 62	13 33	49 3	67 4	58 8	»	»	17	»	2	0.695	0.305	78 2
1872	13 1	17 4	16 7	13 6	5	11 14	29 3	19 23	15 21	15 19	14 80	49 3	67 1	59 5	»	»	18	1	1	0.579	0.421	45
Totaux	254 6	337 6	319 5	266 6	» »	174 52	» »	300 45	294 67	204 93	288 39	» » »	» » »	1225	»	»	256	5	42	10.073	9.927	1050 7
Moyennes	12°73	16°99	15°98	13°30	8°70	10°91	22°4	18°78	14°74	14°71	14°42	742m7	773m 9	761m25	»	»	12|8	0|25	2|10	0.534	0.466	52m5

Climatologie du mois de Juillet à Fécamp

ANNÉES	THERMOMÈTRE À				MINIMA		MAXIMA		TEMPÉRATURE MOYENNE déduite des			PRESSION BAROMÉTRIQUE à 7°50			JOURS DE					Nébulosité du ciel	Sérénité du ciel	EAU tombée au pluviomètre
	6 h. du matin	Midi	6 h. du soir	10h. du soir	Vraie	Moyenne	Vraie	Moyenne	4 observ. quotidiennes	Minima et Maxima Moyens	Corrigés	Minima	Maxima	Moyennes	Gelée	Neige	Pluie	Grêle	Orage			
1853	15°6	19°1	17°2	17°2	18°3	»°»»	25°3	»°»»	16°71	16°71	16°71	747°5	768°9	761°8	»	»	20	»	4	0.579	0.421	64°5
1854	14 2	18 7	17 4	14 6	11 7	» »»	24 1	» »»	16 23	16 23	16 28	59 9	67 5	57 6	»	»	12	»	2	0.477	0.523	44 6
1855	14 5	18 5	17 5	14 5	9 6	» »»	22 6	» »»	16 25	16 25	16 25	52 3	66 6	59 9	»	»	17	»	2	0.536	0.462	92 1
1856	13 8	18 0	17	14 6	8 4	» »»	26 8	» »»	16 03	16 03	16 03	49 7	67 4	62 2	»	»	12	»	2	0.471	0.529	67 3
1857	15 5	19 7	18 5	15 6	8 6	13 32	24 8	21 29	17 36	17 30	17 »»	55 3	67 7	62 1	»	»	9	1	1	0.317	0.683	62 6
1858	14	17 5	17	14 3	7 7	12 52	26 8	19 20	15 70	15 86	15 61	51 9	65 7	60 2	»	»	16	1	3	0.581	0.419	86 3
1859	16	21 7	21 5	17 2	9	13 87	31 8	23 72	19 08	18 80	18 42	56 3	68 7	64	»	»	6	1	3	0.239	0.761	16 9
1860	13	16 2	15 6	13 6	5 6	11 16	21 6	17 85	14 61	14 50	14 25	55 3	68 8	61 9	»	»	12	1	1	0.574	0.426	37 2
1861	14 5	18 3	18	15 3	9	13 18	24 9	20 34	16 55	16 73	16 46	47 7	66 8	57 5	»	»	20	»	2	0.691	0.309	75 2
1862	13 8	17 8	16 5	14 5	7 5	13 46	24 5	19 24	15 64	15 85	15 59	50 6	67 1	61 2	»	»	13	»	3	0.601	0.399	54
1863	13 8	18 1	17 6	14 2	5 3	10 78	26 4	19 81	15 61	15 30	14 95	53 6	69 4	63 7	»	»	7	»	»	0.270	0.730	16 6
1864	13 9	18	17 6	14 9	7	12 26	25 5	19 58	16 07	15 92	15 64	54 5	68 2	62 1	»	»	6	»	1	0.460	0.540	17 8
1865	13 1	19 4	18 3	15 4	8	13 05	29 7	21 23	17 06	17 14	16 83	51 8	70 1	60 9	»	»	10	»	4	0.571	0.429	68 2
1866	14 2	17 9	16 8	14 8	7 4	13 37	29 7	19 31	15 95	15 84	15 56	44 7	70 6	60 1	»	»	13	»	1	0.413	0.587	100 2
1867	14	18	17 2	14 9	7	12 15	24	19 68	16 02	15 89	15 60	50 1	68 6	59 3	»	»	20	»	5	0.592	0.408	139 2
1868	15 8	20	19 1	16 6	8	13 23	29 1	21 76	17 90	17 84	17 55	53 7	68	61 2	»	»	8	»	3	0.403	0.597	22 2
1869	14 4	19 6	18	15 1	7 6	12 35	33 7	21 67	16 84	17 01	16 65	56 3	71 3	63 3	»	»	4	»	2	0.458	0.542	1 6
1870	15 6	19 4	18 6	16 2	9	14 09	27 9	21 08	17 47	17 56	17 30	51 3	68	60 4	»	»	11	»	3	0.506	0.393	41 8
1871	14 5	18 3	17 7	14 6	8 9	12 71	28 7	20 05	16 37	16 38	16 10	47 2	68 2	58 6	»	»	16	»	1	0.605	0.395	119 1
1872	15 3	20 5	19 5	16 3	8 9	13 56	30 8	22 19	17 89	17 87	17 54	52 4	67 5	59 1	»	»	14	»	7	0.578	0.422	84 8
Totaux	290 3	375 6	356 6	302 5	»	203 66	»»	327 95	331 32	331 01	326 29	»» »	»» »	121 76	»	»	246	8	50	10.226	9.774	1191 2
Moyennes	14°51	18°78	17°83	15°12	5°3	12°78	33°7	20°49	16°57	16°55	16°31	744°7	771°8	760°88	»	»	12j3	0j15	2j5	0.511	0.489	59°6

Climatologie du mois d'Août à Fécamp

ANNÉES	THERMOMÈTRE A								TEMPÉRATURE MOYENNE réduite au				PRESSION BAROMÉTRIQUE à zéro			JOURS DE					Nébulosité du ciel	Sérénité du ciel	EAU tombée au pluviomètre
	6 h. du matin	Midi	6 h. du soir	10h.du soir	MINIMA Vrais	MINIMA Moyens	MAXIMA Vrais	MAXIMA Moyens	4 observ. quotidiennes	Minima et Maxima Moyens	Minima et Maxima Corrigés	Minima	Maxima	Moyenne	Gelée	Neige	Pluie	Grêle	Orage			
1853	14°9	18°3	16°3	14°2	10°6	»°»»	25°5	»°»»	15°94	15°94	15°94	749°3	767°2	760°9	»	»	15	»	1	0.599	0.401	80°2
1854	13 4	19	17 2	14 5	8 6	»°»»	25 9	»°»»	16 04	16 04	16 04	55 9	70 6	63 1	»	»	10	»	»	0.413	0.587	48 3
1855	13 4	19 9	18	14 9	8 7	»°»»	25	»°»»	16 56	16 56	16 56	55 3	68 8	62 5	»	»	8	»	»	0.403	0.597	17 7
1856	15	21 5	19	16 4	10 4	»°»»	28 3	»°»»	17 98	17 98	17 98	46 9	65 5	59 2	»	»	10	»	2	0.455	0.545	22 4
1857	15 1	20 3	18 9	16 3	10 3	18 66	32	21 59	17 67	17 62	17 24	55 1	66 6	60 3	»	»	9	»	4	0.348	0.652	87 1
1858	14 5	18 5	17 2	15 6	7 5	18 10	27 4	20 08	16 45	16 61	16 27	54 2	66 6	60 9	»	»	13	»	4	0.596	0.404	106 5
1859	15 1	20 3	19 3	16 2	8 6	18 40	29 6	21 88	17 72	17 61	17 20	54 6	67 5	60 9	»	»	12	1	5	0.500	0.500	66 2
1860	13 8	16 6	15 3	14 1	7 9	12 28	22 2	18 25	14 83	15 20	14 07	47 5	63 5	56 4	»	»	26	»	2	0.757	0.243	137 8
1861	14 9	19 4	18 1	15 3	6	13 49	29 3	20 79	16 94	17 14	16 78	57 3	67 7	63 3	»	»	14	»	2	0.436	0.564	31 8
1862	13 6	17 2	16 6	14 4	6	12 08	24	18 94	15 45	15 51	15 17	51 8	66 5	61 9	»	»	13	»	2	0.565	0.435	61 1
1863	15 9	18 9	17 9	15 5	9 8	12 80	26	20 95	17 09	16 88	16 48	48 3	64 8	60 5	»	»	14	»	2	0.561	0.439	72 4
1864	12	17 5	16 1	13 8	4 9	10 74	24 3	15 61	14 81	14 67	14 28	48 8	70	63 5	»	»	9	»	»	0.805	0.605	89 7
1865	13 8	18 3	17	15 3	8 1	12 49	25 6	19 71	16 09	16 10	15 75	47 6	69 6	58 6	»	»	17	1	1	0.532	0.468	85 1
1866	14 1	17 7	16 8	14 8	8 3	13 02	24 1	18 86	15 81	15 94	15 65	47 1	69	57 4	»	»	19	»	3	0.665	0.335	121
1867	14	19 3	18 2	15 1	8 7	12 76	29 7	20 92	16 82	16 84	16 48	53 5	68	61 4	»	»	10	»	1	0.471	0.529	49
1868	15 7	19 8	18 3	15 6	9 2	14 21	29 1	21 43	17 51	17 58	17 48	47 4	68 4	59 1	»	»	18	»	2	0.563	0.437	120 4
1869	13 8	18 3	17 3	14 7	6 8	12 05	28 6	19 55	15 86	15 80	15 43	53 9	70 5	64 6	»	»	10	»	»	0.465	0.535	31 2
1870	14 7	17 9	17	15 3	6 1	13 56	22 5	19 03	16 23	16 30	16 03	50 3	67 5	59 8	»	»	13	»	»	0.612	0.388	51
1871	15 1	21	19 7	16 5	7 4	13 77	28 1	22 37	18 17	18 03	17 60	44 5	78 1	61 4	»	»	9	»	5	0.462	0.532	33 0
1872	13 9	18 7	18	15 6	7 3	12 50	26 1	19 96	15 54	16 23	15 87	48 6	68 6	60	»	»	12	1	3	0.602	0.398	64 2
Totaux	285 7	378 4	352 1	304 5	»» »	205 97	»» »	322 78	330 54	330 88	325 21	»» »	»» »	1215 9		»	281	3	36	10.346	9.054	1356 9
Moyennes	14°28	18°92	17°60	15°22	4°9	12°87	32°»	20°17	16°58	16°54	16°26	744°5	773°1	760°80	»	»	13j01	0j15	1j80	0.517	0.483	67°85

Climatologie du mois de Septembre à Fécamp

ANNÉES	THERMOMÈTRE A				MINIMA		MAXIMA		TEMPÉRATURE MOYENNE déduite des			PRESSION BAROMÉTRIQUE à zéro			JOURS DE					Nébulosité du ciel	Sérénité du ciel	EAU tombée au pluviomètre
	9 h. du matin	Midi	0 h. du soir	10 h. du soir	Vrais	Moyens	Vrais	Moyens	à observ. quotidiennes	Minima et Maxima Moyens	Corrigée	Minima	Maxima	Moyenne	Gelée	Neige	Pluie	Grêle	Orage			
1853	12°7	16°4	14°6	13°	6°9	»°»»	21°4	»°»»	14°15	14°15	14°15	747°4	767°6	761°2	»	»	15	1	»	0.557	0.443	46°3
1854	11 5	18 7	16 5	14 3	5 4	»»	27 4	»»	15 26	15 26	15 26	56 4	69 7	65 6	»	»	8	1	1	0.328	0.672	22 2
1855	11	17 3	15 2	13 7	3 3	»»	21 8	»»	14 05	14 05	14 05	49 7	69 8	61 2	»	»	10	1	2	0.451	0.549	85 3
1856	11 2	16 2	14 1	13 4	5 6	»»	20 4	»»	13 54	13 54	13 54	40 9	67 5	57 7	»	»	20	3	3	0.594	0.405	144 9
1857	12 8	18 5	16 7	14 2	7 7	11 84	23 2	19 91	15 58	15 87	15 83	41 9	67 7	59 7	»	»	10	»	3	0 344	0.656	195 4
1858	18 9	16 7	17 2	15 3	7 8	12 75	24 9	20 18	16 26	16 46	15 97	55 3	72 5	62	»	»	16	»	1	0.619	0.381	156 2
1859	18 9	17 3	18 5	14 3	5 7	11 63	25 9	18 68	14 99	15 16	14 68	49 6	69 3	59 8	»	»	22	1	1	0.557	0.433	119 2
1860	10 6	15	18 4	11 5	2 5	9 31	20 3	16 99	12 71	12 85	12 38	50 7	08 5	59 5	»	»	18	»	»	0.578	0.422	90 4
1861	12 1	10 9	15 1	13 7	4 8	11 12	24 4	17 97	14 47	14 54	14 09	48 7	65 6	60	»	»	16	2	1	0.457	0.533	79 9
1862	12 3	17 y	15 5	13 4	6 1	11 44	23 7	18 57	14 61	15 —	14 53	55 3	68 5	61 3	»	»	18	»	2	0.557	0.403	104
1863	10 4	15	13 4	11 3	4 7	9 05	26 3	16 60	12 49	12 89	12 32	39 9	68 5	59 3	»	»	28	»	1	0.568	0.437	94
1864	12 4	16 6	14 7	13	5 3	11 96	20 4	17 38	14 21	14 37	13 97	45 6	70 8	60 9	»	»	7	»	1	0 371	0.629	11
1865	13 1	20 2	18	15	8 2	12 30	27 9	21 55	16 60	10 63	16 31	59 8	72 1	66 5	»	»	24	»	1	0.717	0.283	147 9
1866	12 7	16 3	14 8	13 6	4 8	11 71	20 8	17 62	14 37	14 61	14 22	41 1	65 5	55 3	»	»	17	»	2	0.619	0.381	89
1867	13 7	17 4	15 9	14 2	4	12 21	25 6	18 67	15 38	15 44	15 —	55 0	73 3	63 6	»	»	12	»	3	0.382	0.618	47 3
1868	13	19 2	17	14 9	9 9	12 34	23 7	20 41	16 02	16 37	15 83	45 4	68 7	56 7	»	»	16	»	3	0 667	0.333	65 7
1869	13 5	18 2	16 7	15 1	6 4	12 09	25 6	19 70	15 89	16 16	15 68	36 8	70 3	57 9	»	»	18	»	3	0.402	0.598	101 2
1870	9 4	16 3	14 7	11 4	3 9	8 14	23	17 74	12 77	12 94	12 30	43 1	73 2	62 6	»	»	15	»	4	0.602	0.398	117
1871	12 7	17 3	16 9	14	6 8	11 76	26 6	18 47	15 —	15 11	14 66	37 7	64 5	57 3	»	»	19	2	6	0.669	0.338	89 3
1872	13 4	17 2	15 7	14 2	4 6	11 89	27 4	18 40	15 13	15 14	14 70	44	68 7	58 2	»	»						
Totaux	245 6	345 9	210 6	272 6	» »	181 47	» »	296 15	293 47	296 77	288 97	» »	» »	120 68	»	»	307	12	39	10.648	9.357	1791 8
Moyennes	12°28	17°80	15°53	13°63	2°5	11°84	25°7	18°63	14°67	14°84	14°45	736°8	773°3	760°34	»	»	15j83	0j60	1j95	0.532	0.468	89°60

ANNÉES	THERMOMÈTRE À				MINIMA		MAXIMA		TEMPÉRATURE MOYENNE déduite des			PRESSION BAROMÉTRIQUE à zéro			JOURS DE					Nébulosité du ciel	Sérénité du ciel	EAU tombée au pluviomètre
	7 h. du matin	Midi	5 h. du soir	10h.du soir	Vrais	Moyens	Vrais	Moyens	à observ. quotid.ᵉⁿ	Minima et Maxima Moyens	Minima et Maxima Corrigés	Minima	Maxima	Moyennes	Gelée	Neige	Pluie	Grêle	Orage			
1853	9°9	13°8	11°9	10°5	9°5	» » »	13°1	14°» »	11°52	11°52	11°52	739ᵐ3	764ᵐ6	755ᵐ4	»	»	22	»	2	0.722	0.278	96ᵐ4
1854	9	13 7	11 7	10 6	2 6	» » »	19 5	» » »	11 25	11 25	11 25	39 4	71 4	53 7	»	»	20	»	4	0.668	0.332	152 5
1855	11 2	14 2	12 4	11 4	8	» » »	18 6	» » »	12 15	12 15	12 15	40 4	67 4	53 6	»	»	23	»	1	0.781	0.219	146 2
1856	8 6	14 6	12 4	10 6	— 0 8	» » »	12 8	» » »	11 60	11 60	11 60	56 5	69 3	64 4	1	»	9	»	»	0.470	0.530	38 5
1857	10 5	14 7	12 9	11 5	3 2	9 15	20 2	16 03	12 39	12 59	12 22	42 8	66 3	57 1	»	»	14	»	1	0.593	0.407	121 1
1858	9 9	13 9	12	11	1 1	6 98	17 9	14 69	11 66	11 82	11 52	51 3	72 6	63	»	»	15	»	»	0.623	0.377	77 6
1859	10 1	14 8	12 7	11 6	1 7	9 49	25 6	16 03	12 35	12 76	19 41	39 3	66 3	53 8	»	»	20	1	1	0.556	0.444	100 3
1860	10 2	13 4	11 9	10 9	3 4	9 08	19	14 33	11 61	11 68	11 40	49 2	71 4	63 2	»	»	15	»	»	0.651	0.349	129 1
1861	10 5	13 9	13 6	11 8	0	9 45	23 7	17 08	13 96	13 24	13 84	50 8	67 1	60 9	»	»	10	»	3	0.313	0.687	23 4
1862	11 1	13 6	13 7	11 7	3 3	9 73	23 1	15 20	12 30	12 50	12 29	48 5	70 5	59 4	»	»	26	3	4	0.672	0.398	163 5
1863	9 8	13 5	11 6	10 7	3 4	9 36	17 6	14 51	11 42	11 93	11 66	37 5	66	57 4	»	»	14	»	1	0.713	0.387	67
1864	7 6	13 6	10 8	9 5	0 5	7 —	20 3	13 60	10 12	10 88	9 98	35 7	03 2	56 8	»	»	6	»	»	0.564	0.436	26 2
1865	9 1	14 6	12 7	10 7	2 2	6 49	23 5	15 36	11 81	11 93	11 56	34 3	65	51 4	»	»	22	»	5	0.536	0.464	130 1
1866	10	13 5	11 8	10 9	1 9	6 —	19 5	14 35	11 66	11 68	11 39	32 4	73 4	63	»	»	11	»	»	0.637	0.343	18 9
1867	8 9	13 7	11 1	9 8	2 8	7 54	19 6	13 76	10 01	10 80	10 49	48 2	72 2	60	»	»	19	2	3	0.705	0.295	91
1868	8 8	13 8	11 5	10	2 1	7 34	19 1	14 02	10 76	10 68	10 33	49	73	60 7	»	»	17	2	»	0.726	0.274	93 8
1869	9 2	12 8	11 1	10 5	— 0 8	8 00	23 3	13 96	10 88	11 02	10 71	40 8	73 1	63 3	1	3	16	3	1	0.725	0.275	91 9
1870	8 9	12 1	11 9	10 3	3 7	7 64	18 7	14 55	11 04	11 20	10 84	36 6	72 5	55 6	»	»	21	4	5	0.742	0.358	243 2
1871	7 1	12 5	10 2	8 8	1 1	6 45	18 7	13 44	9 63	9 03	9 55	42	72 7	59 8	»	»	14	»	2	0.668	0.332	93 9
1872	6 1	12 1	10 3	9 1	1 4	6 75	20 2	13 21	9 91	9 98	9 54	42 5	69 7	53 6	»	»	21	2	2	0.677	0.323	170 2
Totaux....	188 5	272 7	237 4	212 1	» »	133 95	» »	234 19	227 56	230 59	225 37	» » »	» » »	1171 1	2	3	335	18	35	12.762	7.238	2102 1
Moyennes	9°42	13°63	11°87	10°60	— 0°8	6°37	23°6	14°64	11°88	11°53	11°26	734ᵐ3	773ᵐ1	755ᵐ65	0ʲ1	0ʲ15	16ʲ75	0ʲ90	1ʲ75	0.638	0.362	105 1 5

Climatologie du mois de Novembre à Fécamp

ANNÉES	THERMOMÈTRE A				MINIMA		MAXIMA		TEMPÉRATURE MOYENNE déduite des			PRESSION BAROMÉTRIQUE à zéro			JOURS DE					Nébulosité du ciel	Sérénité du ciel	EAU tombée au pluviomètre
	7h du matin	Midi	6h du soir	10h du soir	Vrais	Moyens	Vrais	Moyens	4 observ. quotid.	Minima et Maxima Moyen	Corrigé	Minima	Maxima	Moyenne	Gelée	Neige	Pluie	Grêle	Orage			
1853	3°5	7°5	5°6	4°3	— 3°6	»°»»	14°8	»°»»	5°24	5°24	5°24	754°6	773°7	763°5	7	»	6	»	1	0.526	0.474	30"1
1854	5 4	7 7	6 4	5 7	— 0 6	» »»	14 1	» »»	5 33	6 33	6 33	39 7	72 9	56	1	1	18	4	1	0.794	0.206	84 9
1855	4 1	6 5	5 4	5 »	— 0 8	» »»	11 8	» »»	5 36	5 36	5 36	51 2	66 7	60 8	2	»	16	2	»	0.829	0.171	60 5
1856	5 1	6 1	6 9	6 2	— 0 6	» »»	11 8	» »»	6 60	6 60	6 60	43 2	74 1	63 5	1	»	14	»	»	0.783	0.217	60 1
1857	7 8	10 5	8 9	8 1	— 1 1	6 12	18	18 53	8 72	8 82	8 80	48 7	68 8	62 4	1	»	6	»	»	0.412	0.588	17 9
1858	2 8	5 0	4 1	3 2	— 7 5	1 14	13 4	6 70	3 90	3 93	3 90	40 4	69 8	57 9	12	»	16	2	»	0.602	0.398	36 3
1859	4 4	7 8	6	6	—'4 6	3 51	13 5	9 28	5 94	6 40	6 87	43 5	75 9	60 9	9	1	16	1	1	0.467	0.533	137 2
1860	3 9	6 8	5 7	4 3	— 2 1	2 56	12	8 20	5 15	5 38	5 36	43 7	69 3	57 1	7	»	12	»	1	0.553	0.447"	59 1
1861	6 1	8 5	7 1	6 4	— 4 3	4 23	15 8	9 46	7 —	6 84	6 82	45 5	74 5	55 7	2	»	22	5	3	0.681	0.309	150 6
1862	5 1	7 4	6 2	5 4	— 3 1	3 82	14 1	8 34	6 02	6 08	6 06	50 3	67 5	59 1	5	»	14	1	»	0.665	0.335	40 8
1863	6 9	8 6	7 7	7 1	— 2	4 94	13 5	9 21	7 47	7 43	7 41	43 0	71 5	59 5	8	»	14	1	1	0.638	0.362	90 2
1864	4 7	7 9	6 6	5 5	— 5	3 37	12 8	8 94	6 16	6 15	6 13	30 2	76 4	56 5	6	»	18	3	3	0.567	0.433	97
1865	7 3	10	8 6	7 6	— 0 1	5 98	13 4	10 52	8 38	8 40	8 38	40 9	71 6	58 6	»	»	17	2	»	0.658	0.342	98 4
1866	7 9	10 1	8 9	8 5	— 1 4	6 53	15 7	11 21	8 84	8 92	8 90	45 6	70 3	61 4	2	»	17	1	1	0.713	0.287	54 3
1867	5 1	8 3	6 9	6	— 2 8	3 71	10	9 09	6 56	6 40	6 36	47 8	77 1	67 7	5	»	8	»	»	0.642	0.358	82 6
1868	5 4	7 8	6 2	5 8	— 1 8	4 13	13 9	8 14	6 17	6 14	6 12	40 6	76	60 9	4	»	15	1	»	0.800	0.200	53 9
1869	7 6	9 2	8 2	8 1	— 1 7	5 09	13 5	10 41	8 30	8 25	8 23	40 6	75 6	60 7	1	1	18	»	»	0.791	0.209	103 4
1870	5 »	8	6 5	5 6	— 1 7	4 06	12 8	8 80	6 28	6 43	6 41	40 3	72 2	56 3	3	1	18	6	»	0.771	0.229	103 6
1871	2 5	5 4	4 3	3 5	— 3	1 49	12 7	6 36	3 93	3 92	3 90	47 8	71 9	59 5	10	»	8	3	»	0.722	0.278	18
1872	8 1	9 9	8 8	8 6	— 2	6 74	15 8	10 60	8 64	8 70	8 68	34 1	71 7	53 8	»	»	25	3	2	0.785	0.215	183 9
Totaux...	107 6	161 3	135 »	120 8	» »	68 52	» »	147 85	131 10	131 61	131 98	» » »	» » »	1191 5	81	4	300	35	13	13.409	5.591	1596 1
Moyennes	5°38	8°06	6°75	6°04	—'7°5	4°28	13°»	9°24	6°55	6°58	6°56	720°2	777°1	759°57	4j05	0j20	15j»	1j75	0j65	0.670	0.330	79°9

Climatologie du mois de Décembre à Fécamp

ANNÉES	THERMOMÈTRE A				MINIMA		MAXIMA		TEMPÉRATURE MOYENNE déduite des			PRESSION BAROMÉTRIQUE à zéro			JOURS DE					Nébulosité du ciel	Sérénité du ciel	EAU tombée au pluviomètre
	8 h. du matin	Midi	6 h. du soir	10h. du soir	Vrais	Moyens	Vrais	Moyens	4 observ. quotid.	Minima et Maxima Moyens	Corrigés	Minima	Maxima	Moyenne	Gelée	Neige	Pluie	Grêle	Orage			
1853	−0°6	2°1	0°7	−0°8	−10°4	»°»	9°»	»°»»	0°51	0°51	0°51	740°9	768°2	759°1	16	3	12	»	»	0.648	0.352	98°7
1854	0 4	7 9	6 9	6 4	− 0 3	» »»	10 9	» »»	6 94	6 94	6 94	37 7	74 4	60 9	1	»	23	5	1	0.822	0.178	101 2
1855	1 9	4 1	3 2	2 6	− 9 3	» »»	11 2	» »»	2 97	2 97	2 97	47 6	69 5	59 2	9	3	15	»	»	0.664	0.336	45 8
1856	5 4	7 6	6 3	5 4	− 4 1	» »»	15 4	» »»	6 29	6 29	6 29	34 8	74 7	57 8	4	1	14	2	»	0.729	0.271	61 9
1857	5 6	8	6 6	5 9	− 2 1	4.	13	8 87	6 50	6 43	6 54	57 1	76 6	66 9	4	»	5	»	»	0.632	0.368	22 2
1858	5 1	6 5	6 1	5 6	− 0 6	3 95	11 4	7 45	5 86	5 70	5 32	48 6	67 9	60 1	1	»	22	4	2	0.791	0.209	137 2
1859	2 1	4	3 1	3 7	−15 3	0 45	13 3	5 80	2 95	2 86	2 78	30 9	75 3	56 5	12	6	21	1	»	0.679	0.321	143 9
1860	3 3	4 9	4 5	4	− 8 6	1 80	12 6	6 15	4 16	3 98	4 17	36 2	67 6	52 6	11	5	27	4	2	0.800	0.200	108
1861	3 5	6 1	4 4	4 2	− 6 2	2 35	12 6	6 75	4 54	4 56	4 64	48 3	71 3	63 7	12	»	14	»	»	0.431	0.569	98 1
1862	6 3	7 9	7 4	7	− 1	5 03	14 3	8 92	7 14	6 98	7 06	50 5	71 4	69 6	1	»	16	1	»	0.702	0.298	35 9
1863	6 6	8	7 4	6 6	− 0 8	5 01	11 4	8 95	7 10	6 98	7 06	37 3	75 7	65 6	2	»	16	»	»	0.831	0.169	61
1864	1 2	3 3	2 5	1 8	− 6 8	0 01	9 6	4 45	2 21	2 23	2 22	48 4	78 1	61 7	13	1	7	»	»	0.572	0.428	11 6
1865	3 5	5 4	4 7	4 3	− 3 6	2 22	11 1	6 59	4 50	4 37	4 46	43 7	80 2	67 4	6	»	7	1	»	0.722	0.278	13 2
1866	6 2	7 6	6 8	6 3	− 1 9	4 38	13 5	8 50	6 72	6 44	6 47	43 1	74 8	61 9	1	»	15	2	4	0.801	0.199	91 9
1867	2 9	4 7	3 9	3 4	− 7 9	1 35	13 8	5 65	3 74	3 45	3 45	38 7	70	61 9	11	3	15	3	»	0.666	0.384	70
1868	7 7	9 8	9 1	8 8	1 1	6 07	15 3	10 76	8 83	8 72	8 80	33 9	66 5	52	»	»	23	0	4	0.798	0.202	139 2
1869	3 2	4 9	4 1	3 7	− 9 9	1 60	13 4	6 11	3 96	3 96	3 89	43	73 4	56	9	4	27	2	3	0.723	0.277	143 3
1870	−0 2	1 6	1 5	− 0 1	−11 7	−2 08	16	3 53	0 75	0 87	0 86	42 5	75 2	57 8	21	4	15	»	»	0.692	0.308	57 4
1871	2 5	4 2	3	2 6	−10 4	0 66	9 7	5 55	3 03	3 11	3 20	47 1	76 3	64 1	12	2	18	3	»	0.733	0.267	36 3
1872	6 6	8 1	7 2	7 3	0 1	5 18	13 8	9 06	7 31	7 12	7 20	30 2	61 3	51 1	»	2	23	4	1	0.725	0.275	143 5
Totaux...	79 3	116 7	99 4	87°8	»» »	42 45	»» »	113 88	96 08	94 39	94 89	»» »	»» »	1300 9	146	36	335	38	15	14.101	5.839	1470 6
Moyennes	3°97	5°83	4°97	4°39	−15°3	2°65	15°4	7°05	4°80	4°72	4°72	730°9	780°2	760°0	7j3	1j8	16j75	1j9	0j75	0.708	0.292	73°5

Climatologie de la Ville de Fécamp (Moyennes mensuelles et annuelles des phénomènes observés pendant la période 1868 à 1872)

MOIS	THERMOMÈTRE																BAROMÈTRE A ZÉRO									EAU
	P MOYENNES MENSUELLES						Déduites des observations quotid.			MINIMA MENSUELS ABSOLUS		MAXIMA MENSUELS ABSOLUS		MINIMA MENSUELS ABSOLUS		MAXIMA MENSUELS ABSOLUS		Moyennes		tombée au pluviom.
	le matin	Midi	à 6 h. du soir	à 10 h. du soir	Minima	Maxima	Minima et Maxima	Min. d'Hat. selon Kabats	Observée	Dates	Observée	Dates	Observée	Dates	Observée	Dates			
Janvier...	2°81	4°97	4°01	3°49	1°35	5°85	3°89	3°74	3°77	−12°3	1871 le 5	15°1	1864 le 21	730°3	1865 le 11	780°3	1859 le 10	762°27	77°95
Février...	3 86	6 41	5 11	4 27	2 66	7 66	4 70	4 70	4 61	− 5 7	1864 le 7	16 4	1870 le 26	34 6	1865 le 1	77 7	1867 le 68	61 10	41 —
Mars...	4 27	7 73	6 36	5 43	3 57	9 15	6 02	6 07	5 97	− 5 1	1865 le 21	18 2	1871 le 24	30 9	1853 le 22	77 9	1871 le 2	58 67	67 18
Avril...	6 86	11 48	10 18	8 35	5 98	13 08	9 24	9 32	9 08	− 2 1	1864 le 9	25 3	1851 le 17	35 9	1872 le 21	74 8	1857 le 11	60 24	48 35
Mai...	9 65	18 94	12 83	10 51	6 16	15 97	11 77	11 82	11 67	0 9	1872 le 5	29 3	1868 le 19	41 7	1869 le 6	73 7	1855 le 26	59 57	64 35
Juin...	12 70	16 90	15 98	13 80	10 91	16 78	14 74	14 71	14 42	3 7	1860 le 19	32 4	1856 le 15	43 7	1865 le 30	73 9	1867 le 37	61 35	59 53
Juillet...	14 51	17 88	17 83	15 12	12 78	20 49	16 57	16 56	16 31	5 8	1863 le 19	33 7	1869 le 20	44 7	1868 le 3	71 3	1869 le 10	60 88	59 56
Août...	14 28	18 92	17 60	15 22	12 87	20 17	16 53	16 54	16 26	4 9	1864 le 12	32	1857 le 3	44 5	1871 le 18	70 0	1854 le 11	60 80	67 85
Septembre	12 28	17 30	15 53	13 33	11 84	18 53	14 67	14 84	14 45	3 5	1860 le 11	28 7	1858 le 7	36 6	1869 le 12	73 3	1867 le 23	60 34	82 60
Octobre...	9 43	13 63	11 37	10 60	8 37	14 64	11 38	11 53	11 26	− 0 8	1889 le 30	25 6	1859 le 5	34 8	1865 le 18	73 1	1860 le 22	58 65	105 10
Novembre	5 38	8 06	6 75	6 04	4 26	9 12	6 55	6 58	6 56	− 7 5	1858 le 23	18	1857 le 3	30 2	1854 le 15	77 1	1867 le 9	59 57	79 90
Décembre	3 97	5 83	4 97	4 99	2 65	7 05	4 80	4 72	4 72	−15 3	1859 le 20	15 4	1856 le 7	20 2	1872 le 10	80 2	1865 le 15	60 —	73 50
Année...	8°29	11°90	10 77	9°20	7°07	13°38	10°07	10°09	9°815	−18°3	1859 le 20	33°7	1869	730°2	1872	780°3	1859	760°08	816.78

MOIS	VENTS A MIDI																ÉTAT DU CIEL		JOURS DE				
	N	NNE	NE	ENE	E	ESE	SE	SSE	S	SSO	SO	OSO	O	ONO	NO	NNO	Néboul.	Serein	Gelée	Neige	Pluie	Grèle	Orage
Janvier...	0 90	0 20	1 05	1 —	4 45	0 75	3 50	0 90	4 —	1 70	5 10	1 80	4 10	0 45	1 85	0 35	0.671	0.329	9 80	2 05	18 25	1 15	0 40
Février...	0 80	0 35	1 30	0 70	4 55	0 40	2 15	1 —	3 —	1 55	4 40	1 60	3 65	0 50	1 65	0 65	0.632	0.368	6 85	1 30	14 —	1 —	0 20
Mars...	1 25	0 50	2 90	0 70	5 85	0 45	2 80	0 85	2 05	0 80	3 80	1 05	3 85	0 65	2 40	0 80	0.615	0.385	4 30	2 10	16 05	1 55	0 45
Avril...	1 40	0 50	2 90	1 10	4 80	0 30	1 10	0 85	2 15	0 80	2 15	0 65	6 65	1 65	3 15	0 55	0.577	0.428	0 60	0 50	12 80	0 80	0 95
Mai...	1 55	1 15	4 —	1 55	4 65	0 15	1 40	0 20	2 40	0 85	1 65	0 90	5 86	1 35	3 55	0 70	0.536	0.474	...	0 10	18 10	0 55	2 90
Juin...	1 45	0 65	2 45	0 55	3 55	0 10	1 25	0 20	1 95	0 50	1 95	0 70	7 25	2 05	4 80	0 60	0.584	0.486	...	...	12 30	0 15	2 60
Juillet...	1 10	0 65	3 —	0 50	3 90	0 10	1 —	0 20	1 95	0 75	2 15	0 85	10 20	1 95	3 85	0 65	0.517	0.483	...	...	13 01	0 15	1 80
Août...	1 45	0 55	2 10	1 40	3 55	0 05	0 70	0 35	1 60	0 80	2 70	1 25	7 30	2 05	4 15	0 25	0.538	0.468	...	...	11 55	0 60	1 95
Septembre	0 60	0 45	2 05	0 65	5 15	0 45	1 15	0 40	2 10	1 20	4 15	1 05	6 75	0 78	2 95	0 35	0.536	0.468	...	0 10	15 75	0 90	1 75
Octobre...	1 15	0 15	1 35	0 25	3 80	0 75	3 50	1 —	4 40	1 —	5 10	0 50	4 75	0 45	2 35	0 50	0.636	0.362	4 05	0 90	16 —	1 75	0 65
Novembre	1 45	0 45	2 55	0 35	7 40	0 30	3 60	0 75	3 10	0 85	4 65	0 70	3 70	0 30	2 90	0 60	0.708	0.299	7 30	1 80	18 75	1 90	0 75
Décembre	1 00	0 50	0 70	0 60	4 35	0 50	3 10	0 95	3 05	1 30	5 —	1 80	4 —	0 —	1 80	0 95	0.594	0.406	32 40	8 20	176 16	10 75	15 70
Année...	13 70	6 10	25 65	9 85	54 70	4 30	29 80	7 50	33 25	11 85	40 95	10 50	68 15	13 70	38 30	6 95	0.594	0.406	32 40	8 20	176 16	10 75	15 70

DÉDUCTIONS

Le précédent mémoire contient déjà un exposé des résultats généraux et des opinions que l'étude des phénomènes accomplis durant la première période décennale permettait de formuler avec une probabilité d'exactitude que les observations faites postérieurement n'ont fait que confirmer dans la plupart des cas, tout en apportant une plus grande précision dans la valeur des chiffres posés, ainsi que je vais essayer de l'établir maintenant.

Températures. — Pour faciliter les comparaisons, je réunis dans le tableau suivant les résultats mensuels moyens obtenus durant chaque période décennale et pendant la période bi-décennale elle-même.

MOIS	PÉRIODE DÉCENNALE 1853 à 1862		PÉRIODE DÉCENNALE 1863 à 1872		PÉRIODE BI-DÉCENNALE 1853 à 1872	
	Températ. déduites des		Températ. déduites des		Températ. déduites des	
	Quatre observations quotidien[s]	Minima et des maxima (Corr[on] de Kaëmtz)	Quatre observations quotidien[s]	Minima et des maxima (Corr[on] de Kaëmtz)	Quatre observations quotidien[s]	Minima et des maxima (Corr[on] de Kaëmtz)
Janvier............	3°80	3°75	3°84	3°77	3°82	3°77
Février............	3 79	3 69	5 61	5 54	4 70	4 61
Mars...............	6 05	6 —	5 99	5 94	6 02	5 97
Avril...............	8 71	8 58	9 77	9 58	9 24	9 08
Mai.................	11 55	11 47	11 99	11 67	11 77	11 57
Juin................	14 94	14 79	14 55	14 05	14 74	14 42
Juillet............	16 42	16 26	16 72	16 37	16 57	16 31
Août...............	16 56	16 42	16 50	16 11	16 53	16 26
Septembre......	14 56	14 35	14 79	14 50	14 67	14 45
Octobre..........	11 98	11 91	10 77	10 62	11 38	11 26
Novembre.......	6 02	6 07	7 09	7 05	6 55	6 56
Décembre.......	4 79	4 72	4 82	4 71	4 80	4 72
Moyen[s] annuelles.	9 93	9 84	10 20	9 99	10 07	9 915

L'examen des chiffres posés dans ce tableau est intéressant à plus d'un titre, mais il le devient plus encore si l'on étend les comparaisons aux chiffres posés dans les tableaux précédents, pour les époques mensuelles similaires, car l'on arrive alors à dresser le nouveau tableau suivant, dans lequel tous les éléments de comparaison, extrêmes et moyens, se trouvent réunis pour la période bi-décennale :

MOIS	TEMPÉRATURES						
	MOYENNES					EXTRÊMES	
	Minima		Vraies (Correct⁰ⁿ de Kaëmtz)	Maxima		Minima absolus	Maxima absolus
	Trouvés	Année		Trouvés	Année		
Janvier........	— 0°20	1871	3°77	6°80	1866	—12°8	15°1
Février.........	— 0 20	1855	4 61	8 06	1869	— 8 7	16 4
Mars.............	3 30	1865	5 97	8 18	1859	— 5 1	18 2
Avril.............	7 09	1855	9 08	11 19	1865	— 2 1	25 3
Mai..............	9 78	1866	11 57	13 94	1868	0 2	29 3
Juin..............	12 89	1869	14 42	16 55	1858	3 7	32 4
Juillet...........	14 25	1860	16 31	18 42	1859	5 3	32 7
Août.............	14 29	1864	16 26	17 98	1856	4 9	32
Septembre......	12 30	1870	14 45	16 31	1865	2 5	28 7
Octobre.........	9 56	1871	11 26	12 84	1861	— 0 8	25 6
Novembre......	3 90	58 & 71	6 56	8 90	1866	— 7 5	18
Décembre......	0 36	1870	4 72	8 80	1868	—15 3	15 4
Année...........	8 57	1855	9 915	10 83	1868	—15 3	32 4

De tout ceci l'on est en droit de conclure que la température annuelle moyenne de la ville de Fécamp est de 9°9, mais que durant la période des vingt années consacrées aux observations, elle a oscillé entre 8°6 et 10°8.

Cette conclusion s'appuie sur l'emploi des coëfficients de Kaëmtz appliqués à la rectification des données fournies par les indications quotidiennes *minima* et *maxima* du thermométrographe. Si l'on déduit cette moyenne des observations faites le matin, à midi, à 6 heures et à 10 heures du soir, on trouve qu'elle est égale à 10°07, et si on la déduit sans correction des observations quotidiennes faites avec le thermomètre enregistreur, on arrive à la fixer à 10°09. Malgré leur concordance si remarquable, ces deux derniers chiffres sont certainement trop élevés, et l'on doit admettre le premier nombre posé 9°9, qui assurément est bien voisin de la vérité.

Si, maintenant, l'on cherche à déterminer la valeur moyenne de la température pendant chaque saison, l'on arrive aux résultats consignés au tableau suivant :

SAISONS	TEMPÉRATURE MOYENNE PENDANT LA		
	1re Période décennale 1853 à 1862	2me Période décennale 1863 à 1872	Période bi-décennale 1853 à 1872
Printemps (Mars, Avril, Mai).....	8°68	9°06	8°87
Eté............ (Juin, Juillet, Août)...	15 82	15 51	15 66
Automne.. (Septemb., Oct., Nov.)	10 78	10 72	10 76
Hiver......... (Déc., Janv., Février)	4 05	4 67	4 37

Il est inutile de nous appesantir davantage sur la valeur du climat thermique moyen de la ville de Fécamp, pendant chaque mois et pendant l'année entière, cette valeur paraissant bien établie par tous les documents qui précèdent et par les explications générales consignées dans mon premier mémoire; ces explications conservent encore aujourd'hui toute leur valeur.

Maintenant, il est intéressant d'indiquer le mode moyen de distribution de la chaleur entre chaque jour de l'année pendant la période des vingt années assujetties à l'étude, en comparant ce mode avec celui qui caractérise les climats de différentes localités bien connues, Paris et Lyon par exemple.

Cela est facile, car M. Marié-Davy a consigné dans l'*Annuaire météorologique de l'observatoire de Paris pour 1873*, les températures moyennes diurnes déduites de 60 années d'observations; et d'autre part, MM. Drian et Le Maire ont tracé la courbe représentant la marche moyenne du thermomètre pour chaque jour de l'année à Lyon, pendant la période des 14 années écoulées de 1851 à 1865, et ils ont, en 1866, inséré leur diagramme dans le recueil des publications de la commission hydrométrique et des orages de Lyon, que Fournet, le savant et regretté professeur de la faculté des sciences, enrichissait tout les ans de ses précieuses et instructives notices.

On trouvera tous les éléments de comparaison dans les pages suivantes, et sur le diagramme III placé à la fin de ce mémoire. L'examen des courbes conduit à des conclusions qui vont être formulées à la suite des tableaux :

Températures diurnes moyennes, déduites des observations faites à Paris de 1806 à 1870 ; à Fécamp de 1853 à 1872, et à Lyon de 1851 à 1865.

Dates	JANVIER			FÉVRIER			MARS		
	Fécamp	Lyon	Paris	Fécamp	Lyon	Paris	Fécamp	Lyon	Paris
1	3 4	1 4	2 3	4 9	3 7	4 0	5 4	4 3	5 1
2	3 1	1 »	1 7	4 9	2 2	4 1	6 3	4 »	5 7
3	3 2	1 6	1 6	4 7	2 5	4 3	6 1	4 5	6 3
4	2 8	1 7	2 3	4 9	2 3	3 8	6 1	4 2	6 3
5	3 4	2 5	2 4	5 9	2 4	4 3	6 2	2 9	5 5
6	3 2	2 7	2 2	6 3	2 6	5 »	6 5	3 8	5 5
7	3 7	2 »	1 8	5 7	2 »	5 3	6 3	4 6	5 9
8	4 »	0 5	1 9	5 3	1 1	4 9	5 7	4 2	5 7
9	3 7	1 »	1 5	4 8	1 2	4 9	5 6	3 7	5 4
10	3 9	0 9	1 8	4 2	1 4	4 3	5 3	4 2	5 1
11	3 8	2 4	2 5	3 4	1 2	4 1	5 5	3 6	5 »
12	3 3	1 8	2 3	3 6	0 3	3 9	5 7	4 4	5 5
13	3 7	1 6	2 1	3 5	1 7	3 6	5 8	5 5	5 7
14	3 3	1 »	2 1	3 1	1 3	3 4	6 1	5 5	6 »
15	3 4	0 5	2 3	3 9	0 8	4 1	5 8	5 9	6 2
16	3 6	1 7	2 2	4 4	2 »	4 5	6 5	6 3	6 4
17	3 5	1 8	2 1	4 7	3 8	5 2	6 6	6 »	6 6
18	3 8	0 7	1 9	4 3	3 »	4 1	6 3	6 4	6 2
19	3 5	3 8	2 1	4 3	2 2	4 3	6 6	7 1	6 2
20	3 »	0 »	1 8	4 4	2 6	4 1	6 4	6 3	7 »
21	3 2	1 9	2 2	4 3	2 9	4 1	5 2	6 7	6 8
22	4 1	2 4	2 4	4 4	2 3	4 6	5 4	6 7	6 8
23	4 5	1 5	2 6	5 »	2 9	4 9	5 3	5 5	6 2
24	4 7	3 2	3 »	5 1°	2 5	4 9	6 1	6 8	6 9
25	4 3	4 3	3 1	5 4	2 5	5 2	6 3	7 8	6 9
26	4 2	2 5	3 1	5 3	3 6	5 1	6 3	6 8	7 1
27	4 »	2 »	3 5	5 5	4 8	5 »	6 6	7 4	7 2
28	4 3	2 »	3 1	5 4	4 5	5 6	6 5	8 2	7 5
29	4 8	2 »	3 1	6 6	5 5	5 »	6 5	8 3	8 »
30	4 4	3 4	3 2	—	—	—	6 6	8 4	8 3
31	4 9	4 3	3 3	—	—	—	7 »	8 4	8 3
Moyennes	3 8	1 9	2 4	4 7	2 6	4 5	6 0	5 7	6 4

Températures diurnes moyennes, déduites des observations faites à Paris de 1806 à 1870 ; à Fécamp de 1853 à 1872, et à Lyon de 1851 à 1865.

Dates	AVRIL			MAI			JUIN		
	Fécamp	Lyon	Paris	Fécamp	Lyon	Paris	Fécamp	Lyon	Paris
1	7 6	8 6	8 2	10 0	12 »	12 1	13 3	17 2	16 4
2	7 4	8 4	8 8	9 9	12 6	12 8	14 »	18 4	16 6
3	8 3	9 3	8 7	10 6	13 7	13 4	14 3	17 8	16 4
4	7 9	10 »	9 1	10 1	13 1	13 8	13 2	18 9	16 5
5	8 1	10 8	9 3	10 2	12 6	13 1	14 1	18 8	16 3
6	8 8	11 5	10 »	10 8	12 6	13 2	14 6	19 1	16 5
7	9 8	13 4	9 9	11 2	13 9	18 8	14 5	19 8	16 8
8	9 2	10 8	9 8	10 7	14 9	13 7	14 3	18 7	16 8
9	8 8	10 6	9 6	10 6	14 8	13 6	14 1	18 4	16 7
10	8 9	9 9	9 4	11 3	15 1	13 4	14 0	17 9	17 »
11	9 1	10 1	9 4	11 5	15 5	13 7	13 8	18 2	17 »
12	8 8	11 3	9 3	11 »	14 4	13 6	14 7	18 8	17 2
13	8 8	10 3	9 7	11 »	14 9	13 4	14 7	18 8	17 4
14	9 3	10 5	9 8	11 5	14 9	13 3	14 9	17 9	17 7
15	8 9	11 »	9 7	11 6	15 7	18 6	15 2	18 7	17 8
16	9 5	11 »	9 8	11 4	14 6	13 9	14 7	18 »	17 3
17	9 9	9 8	9 8	12 1	15 6	14 6	14 7	18 2	17 0
18	10 3	12 5	9 6	12 2	16 1	14 6	14 5	17 7	17 0
19	10 6	12 4	10 2	12 5	16 4	14 6	15 1	18 3	17 3
20	10 »	13 »	10 8	11 9	15 7	14 7	14 9	18 »	17 2
21	9 9	13 4	11 »	12 7	16 9	14 7	15 1	17 5	17 4
22	10 1	12 5	11 1	12 7	17 2	14 6	15 2	18 9	17 2
23	9 7	11 8	11 4	12 6	17 5	14 9	15 »	19 4	17 6
24	9 7	11 9	11 3	12 8	16 7	14 9	15 4	19 6	17 2
25	10 2	11 8	11 3	13 1	16 9	15 »	16 0	19 5	17 3
26	10 2	12 »	11 3	13 6	16 4	15 3	15 4	20 9	17 9
27	10 3	12 7	11 5	13 3	17 2	15 5	16 1	20 7	17 9
28	10 5	13 »	11 2	13 1	18 4	15 7	15 9	20 5	17 9
29	9 4	11 »	11 5	13 2	17 8	15 7	15 2	20 1	17 6
30	9 3	12 6	11 5	13 7	18 »	15 2	14 3	19 »	17 8
31	—	—	—	13 3	18 8	15 7	—	—	—
Moyennes	9 3	11 3	10 1	11 8	15 6	14 2	14 7	18 8	17 2

Températures diurnes moyennes, déduites des observations faites à Paris de 1806 à 1870 ; à Fécamp de 1853 à 1872, et à Lyon de 1851 à 1865.

Dates	JUILLET			AOUT			SEPTEMBRE		
	Fécamp	Lyon	Paris	Fécamp	Lyon	Paris	Fécamp	Lyon	Paris
1	15 1	17 9	17 5	16 3	21 2	19 3	15 8	18 9	17 2
2	15 7	19 2	17 3	16 8	22 5	19 4	15 9	17 »	17 2
3	15 5	19 6	17 8	16 8	21 6	19 4	16 2	17 8	16 9
4	15 8	19 9	18 4	16 9	21 2	19 2	16 »	18 »	16 9
5	16 3	21 »	18 7	16 6	21 1	19 2	15 9	17 5	16 9
6	16 8	21 9	18 8	16 5	20 4	18 6	16 2	16 9	16 8
7	16 1	20 8	18 8	16 3	20 6	18 6	15 9	16 5	16 6
8	15 8	20 7	18 3	16 8	20 5	18 6	16 »	16 6	16 6
9	15 6	20 1	18 5	16 9	20 5	18 3	16 2	17 6	16 6
10	15 8	19 8	18 6	16 8	20 1	18 6	15 6	18 »	16 5
11	16 5	19 5	19 6	17 2	2 04	18 9	14 6	17 2	15 8
12	17 1	20 3	19 4	17 3	20 »	18 7	14 9	15 7	15 4
13	17 1	20 2	19 6	17 3	21 2	19 1	14 5	15 9	15 6
14	16 9	21 6	19 9	16 8	21 5	18 9	15 »	15 8	15 5
15	17 4	22 3	19 7	16 8	20 6	18 4	14 9	16 8	15 8
16	16 6	22 4	19 6	17 »	19 5	18 7	15 1	16 8	15 7
17	16 7	22 »	19 5	16 5	19 4	18 4	15 5	15 9	16 »
18	17 1	21 3	19 4	16 6	19 1	18 6	14 7	16 5	15 8
19	16 4	21 4	19 8	16 3	18 7	18 6	14 2	16 6	15 4
20	16 9	21 6	18 9	16 9	18 3	18 4	13 6	15 6	14 8
21	17 1	21 7	18 6	16 4	19 6	18 4	13 7	15 5	14 8
22	17 8	21 4	18 7	15 9	20 3	18 9	14 1	15 5	14 9
23	17 5	20 9	19 »	16 2	20 1	18 1	13 9	16 5	14 5
24	17 7	21 9	18 9	16 7	19 »	18 1	14 4	17 4	15 »
25	17 5	21 7	19 »	16 6	18 2	18 »	18 9	15 8	14 9
26	16 8	20 8	18 8	15 9	18 7	18 1	13 »	14 5	14 5
27	16 »	21 »	18 8	16 3	18 3	17 8	13 8	15 1	14 4
28	16 5	21 9	18 6	16 2	19 »	17 7	14 2	15 8	14 4
29	16 8	20 9	18 9	15 9	19 1	17 7	14 4	15 2	14 4
30	16 3	21 4	18 8	15 9	18 9	17 7	14 2	15 2	14 3
31	16 7	20 7	19 1	15 6	18 6	17 4	—	—	—
Moyen.	16 6	20 9	18 9	16 5	19 9	18 5	14 7	16 4	15 7

Températures diurnes moyennes, déduites des observations faites à Paris de 1806 à 1870; à Fécamp de 1853 à 1872, et à Lyon de 1851 à 1865.

Dates	OCTOBRE			NOVEMBRE			DÉCEMBRE		
	Fécamp	Lyon	Paris	Fécamp	Lyon	Paris	Fécamp	Lyon	Paris
1	18 5	15 0	14 »	9 3	8 8	8 9	5 5	3 »	5 5
2	18 5	13 6	13 6	8 2	8 »	8 7	4 6	3 5	5 2
3	13 8	13 3	13 8	8 2	7 3	8 7	4 »	3 2	4 8
4	13 5	13 7	13 6	8 1	7 4	7 4	5 4	2 8	4 8
5	13 »	14 2	13 6	8 3	7 5	7 3	5 9	2 7	5 »
6	12 9	15 1	13 4	8 6	7 9	8 »	6 6	3 8	5 2
7	12 9	14 4	13 6	7 6	6 8	7 7	6 8	4 5	5 »
8	13 »	14 4	13 4	7 7	6 2	7 4	6 3	4 »	4 2
9	12 3	12 6	12 9	7 3	5 2	7 1	4 3	3 9	3 9
10	12 2	13 4	12 3	5 9	4 5	6 4	4 3	3 6	3 9
11	12 3	12 »	12 4	5 8	4 6	6 4	4 »	3 5	3 6
12	11 7	11 »	11 9	5 6	4 9	6 2	4 8	3 5	3 7
13	11 6	12 4	11 8	5 8	5 1	6 2	5 7	3 1	4 2
14	12 »	12 »	11 7	6 3	5 7	6 2	5 9	3 »	3 8
15	12 1	11 5	11 8	7 »	5 9	6 »	5 9	2 8	4 »
16	11 4	10 9	11 2	6 3	6 5	6 6	5 3	1 6	4 2
17	11 5	12 3	10 9	5 9	6 4	6 3	4 4	0 3	4 3
18	11 3	12 »	10 5	5 7	5 6	6 4	4 4	0 9	4 2
19	11 7	11 8	11 1	4 8	4 2	6 »	4 2	1 1	3 6
20	11 4	11 »	10 5	4 8	4 4	5 5	3 3	0 4	3 5
21	10 8	11 3	10 0	5 3	4 5	5 5	3 9	0 4	3 2
22	11 4	11 8	9 7	6 3	5 5	6 1	4 3	2 5	3 »
23	10 1	11 2	10 2	6 2	6 2	5 9	4 2	0 6	3 3
24	10 7	10 4	10 3	5 9	7 6	5 7	3 9	2 4	2 9
25	10 4	10 2	9 8	5 5	6 5	5 4	2 9	2 »	2 4
26	10 1	10 8	9 1	6 7	6 »	5 7	3 3	2 5	1 9
27	9 5	10 »	8 9	6 9	6 2	5 6	4 »	2 7	2 3
28	9 6	9 3	8 7	6 3	4 7	5 5	4 »	2 2	2 2
29	9 3	9 4	8 8	5 5	5 2	5 5	4 »	0 2	2 2
30	9 7	9 4	8 6	5 3	4 7	5 3	3 6	1 7	2 3
31	9 5	8 6	8 7	—	—	—	3 7	1 »	2 4
Moyen.	11 4	11 9	11 3	6 6	6 1	6 5	4 8	1 3	3 7

Voici les conclusions que l'on peut déduire de l'examen des renseignements précédents :

Depuis l'équinoxe du printemps jusqu'à l'équinoxe d'automne, et même jusqu'au 10 ou 15 octobre, la température est plus élevée à Paris qu'à Fécamp, tandis que le contraire a lieu ensuite depuis la fin de novembre jusqu'au 10 février environ. Au contraire, le thermomètre marche à très peu près de la même façon dans les deux villes, depuis cette époque jusqu'au 20 mars, et il le fait encore en n'accusant que des différences peu accentuées depuis le 10 octobre jusqu'à la fin de novembre.

J'ai déjà insisté dans mon premier mémoire sur la cause des oscillations observées dans le développement comparé de la température à Paris et à Fécamp, et j'ai démontré que les écarts dans un sens ou dans l'autre sont dus à l'influence de la mer qui, en s'exhalant en vapeurs, raffraîchit pendant l'été l'atmosphère de la ville voisine, tandis qu'elle la réchauffe pendant l'hiver.

Les courbes sinueuses, tracées sur le diagramme III, ont l'avantage de bien rendre appréciables les différences et les analogies qui existent entre la marche quotidienne moyenne et comparée du thermomètre dans les trois localités mises en comparaison ; elles permettent de saisir à première vue l'intensité des oscillations vraiment frappantes qui se manifestent d'un jour à l'autre, dans le développement comme dans l'abaissement de la température, — frappantes surtout par l'intensité des écarts de même ordre qu'elles accusent pour des époques voisines, mais plus frappantes encore par le parallélisme à peu près constant qu'elles signalent, à presque toutes les époques, dans la marche régulière et normale du phénomène observé.

En publiant son tableau des moyennes températures, M. Marié-Davy s'est exprimé ainsi :

« Ce tableau renferme les températures moyennes déduites
» de 60 années d'observations, comprises de 1806 à 1870, et
» calculées d'après les registres manuscrits de l'observatoire.
» La température 2°3 inscrite à la date du 1er janvier, par
» exemple, est la moyenne de 60 températures moyennes
» diurnes observées aux mêmes dates, et il en est ainsi pour
» toutes les autres. Ce tableau représente donc la marche de
» la température annuelle dégagée, autant qu'il est possible,
» des accidents thermométriques dûs aux perturbations
» atmosphériques. On y remarque encore des irrégularités
» très affaiblies, mais non complètement effacées. Disparaî-
» tront-elles par la superposition d'un plus grand nombre
» d'années ? Cela me semble assez probable, car, si l'on croit
» reconnaître dans la reproduction des phénomènes météo-
» rologiques une certaine périodicité, la période est telle-
» ment variable que toutes ses phases tombent à peu près
» indifféremment sur chaque jour de l'année. »

Ainsi, pour M. Marié-Davy, il est probable que les irrégularités, parfois si saillantes, accusées par la courbe représentant les chiffres qu'il a posés, disparaîtront à mesure que
le nombre des observations deviendra plus considérable !

Il me paraît difficile d'adopter cette opinion, parce que le
plus souvent les accidents de même nature s'accusent de la
même façon, quoiqu'avec des énergies différentes cependant,
à Paris, à Lyon et à Fécamp, aux mêmes époques, malgré
la diversité et l'inégale longueur des périodes d'observation
pendant lesquelles l'on a recueilli dans chaque localité des
renseignements capables de jeter un jour utile sur cette
question.

Cela me semble difficile encore, parce que les trois villes
sont assujetties à des influences climatériques générales qui
ne peuvent toujours être de même nature, ni de même valeur à des époques semblables. Il paraît donc bien probable, bien certain même, que les oscillations si frappantes
sont dues à des causes générales périodiques, quoique l'on

ne puisse en tirer encore aucun renseignement positif constant, pour arriver à la prévision du temps et à sa pronostication, parce que des accidents météorologiques non périodiques ou offrant une périodicité à échéance plus longue ou
plus courte pour chacun d'eux comparé aux autres, se développent aussi à chaque instant de l'année, et viennent appor-
ter des causes imprévues et encore inappréciables de per-
turbation dans la marche régulière des phénomènes, aux mo-
ments mêmes où l'on peut le moins prévoir leur apparition.

Néanmoins, je dois signaler les dépressions de la température, mises en évidence par les trois courbes, vers le 10
août, le 10 et le 20 novembre, c'est-à-dire aux époques
où des retours périodiques bien constatés et bien précis
des étoiles filantes viennent occuper chaque année l'attention des astronomes !... Et maintenant, en présence de semblables faits, et de quelques autres analogues qui ont été
déjà signalés par Erman et Petit, qui pourrait affirmer, en
opposition avec ce que je viens d'écrire, que des phénomènes
inappréciables à nos moyens d'investigation, actuellement si
puissants cependant, ne s'accomplissent pas aussi à d'autres
époques critiques (vers la fin de juin et le commencement de
juillet, par exemple), dans les régions éthérées où circulent
les atomes des mondes qui se constituent, ainsi que la pous-
sière de ceux qui se désaggrègent ? Qui encore oserait garan-
tir que de semblables influences ne viennent pas réagir d'une
façon sensible, périodique ou non, sur le développement de
nos météores, en se dissimulant pour longtemps, sinon pour
toujours, à la prévision que nous voudrions savoir établir de
leur intervention ?...

Quoiqu'il en soit et pour ne citer qu'un nouvel exemple des oscillations qui viennent d'être signalées (les
autres sont assez visibles sur les diagrammes III et IV pour
qu'il soit inutile de les mentionner ici), la température
moyenne subit à Paris un abaissement assez régulier, depuis
le 7 jusqu'au 14 février, avec un écart total de 1°9. A la
même époque, c'est-à-dire depuis le 6 jusqu'au 14, l'abaisse-

ment se fait sentir aussi à Fécamp, mais il s'y accentue davantage, puisque l'écart total est de 3°2. L'examen des courbes fait voir, en outre, que ce mouvement thermique est précédé et suivi, dans les deux localités, de mouvements inverses remarquables eux-mêmes par le parallélisme de leur développement.

La courbe des températures diurnes observées à Lyon permet à son tour de reconnaître que la crise en question s'accuse aussi au confluent de la Saône et du Rhône : elle y commence avec le mois de février, y reste à peu près stationnaire du 2 au 7, atteint son maximum d'intensité le 12 et se termine le 15, en offrant pour ses points extrêmes une différence de 3°4.

Cette décroissance de la température en février a été signalée par Brandes dès les premières années de ce siècle: il l'a constatée en comparant des observations faites à Stockolm, à la Rochelle, à Mannheim et au Saint-Gothard, « à des époques essentiellement différentes ». Elle est donc bien constante.

En général, les accidents de température suivent les mêmes mouvements à Paris, à Lyon et à Fécamp, mais ils sont habituellement plus intenses dans les deux dernières villes que dans la première. Ordinairement, ils sont un peu plus prolongés dans la seconde, lorsqu'ils s'accusent par l'affaiblissement des indications du thermomètre : souvent alors, ils commencent à Lyon un jour plus tôt, et se terminent un jour plus tard qu'aux bords de la Manche.

Après la première période décennale d'observation, j'avais cru reconnaître que l'époque des plus grands froids est habituellement comprise entre le 8 et le 25 janvier, tandis que celle des fortes chaleurs s'observerait le plus souvent, à son tour, en juillet et en août ! L'examen des chiffres posés dans les pages précédentes, comme celui des courbes de développement de la température, démontre que le 25 décembre est en moyenne caractérisé à Fécamp par l'un des plus importants abaissements diurnes du thermomètre, tandis que la journée suivante marque pour Paris le commencement des grands froids diurnes, moyens aussi : ceux-ci semblent durer dans les deux villes jusqu'au 20 janvier environ ; ils oscillent entre 1°5 et 2°5 à Paris, et 2°8 à 4°0 à Fécamp. Les mêmes accidents se reproduisent aussi d'une façon analogue à Lyon, mais les deux jours des plus grands froids moyens semblent arriver dans cette ville le 21 décembre (—0°4) et le 20 janvier (0°0).

L'époque normale des fortes chaleurs diurnes moyennes, 19°4 à 19°9 arrive à Paris du 11 au 19 juillet, pour reprendre une intensité à peu près aussi prononcée, 19°2 à 19°4, du 1er au 5 août, et son dernier maximum 19°1 le 13 du même mois. — A Fécamp, l'époque normale de ces mêmes fortes chaleurs qui oscillent de 16°5 à 17°8, se fait sentir à partir du 11 juillet, mais elles se prolongent jusqu'au 25 pour être suivies d'une période presque aussi chaude qui se termine par un dernier maximum moyen de 17°3, le 12 et le 13 août, c'est-à-dire à l'époque où le dernier maximum se fait sentir aussi à Paris. A Lyon, les premiers maxima moyens s'accusent le 5 et le 6 juillet ; ils deviennent plus importants du 15 au 17, puis après avoir subi une légère inflexion, ils s'accusent de nouveau dans les premiers jours d'août, et reprennent leur dernière intensité le 13 et le 14 du même mois.

Les températures diurnes moyennes sont à peu près égales à Paris et à Fécamp, depuis le 10 février jusqu'au 20 mars ; elles se développent alors, dans les deux localités, dans un parallélisme à peu près complet jusqu'au 20 avril, mais avec une intensité constamment inférieure de deux degrés environ à ce qu'elles devraient être, si elles restaient proportionnelles à la somme de calorique répandue par le soleil dans l'atmosphère comprise entre ces deux villes. Il semble donc que cette époque de l'année est, au moins fort souvent, le témoin d'une crise climatérique dont le résultat immédiat s'accuse par une insuffisante dilatation de la matière sensible contenue dans le thermomètre.

En revanche, si la marche comparée de cet instrument accuse une distribution de calorique à peu près égale entre les deux villes depuis le 10 septembre jusqu'au 10 novembre, et décroissant de la même façon, l'effet constaté est, toujours en moyenne, supérieur de 2 degrés, à Paris depuis le 20 juillet, et à Fécamp depuis le 10 août jusqu'au 20 ou 25 octobre, à ce qu'il devrait être aussi, si les radiations solaires ne traversaient pas une atmosphère déjà influencée par une large imprégnation du calorique. C'est donc encore une crise climatérique qui se produit alors, mais cette crise opposée à celle de la fin de l'hiver et du commencement du printemps est salutaire et féconde dans ses résultats, puisqu'elle a pour effet certain de favoriser la maturation des fruits dont l'automne voit faire la récolte.

Avant de clore ce chapitre, j'ai le devoir de constater que des résultats analogues à ceux que je viens d'indiquer, et bien concordants avec eux, ont été obtenus par Brandes, Mœdler, Fournet, Erman, Petit, Quetelet, etc.; et que M. Charles Sainte Claire Deville a particulièrement jeté un grand jour sur la *périodicité des températures de l'air*. On trouvera les conclusions de ses savantes recherches dans les comptes rendus de l'Académie des Sciences. Je regrette de ne pouvoir les exposer ici.

Jours de gelée. — On trouvera figurée aussi sur les diagrammes III et IV, la distribution totale des jours de gelée comptés à Fécamp pendant la période bi-décennale d'observations. J'ai pensé qu'il pouvait être intéressant de comparer ce mode de distribution avec celui de la température diurne moyenne, car l'on peut, peut-être, arriver par ce moyen à mieux distinguer les époques où nous devons, avec quelque probabilité de nécessité, penser à nous abriter, et surtout à abriter contre les rigueurs du froid les plantes de nos jardins. L'une de ces époques parait se présenter surtout vers le 21 novembre. Comme l'on doit s'y attendre d'après ce qui précède, il s'en présente aussi une autre de plus longue durée dans la seconde décade de février. Ces époques de froid plus intense sont remarquables en ce qu'elles sont caractérisées à Paris, à Lyon et à Fécamp.

Les chiffres qui ont servi à tracer la courbe des jours de gelée sont posés dans le tableau suivant; réduits à la moitié des jours comptés, ils représentent seulement les nombres moyens d'une période décadaire : il en est de même de la courbe qui rend appréciables leurs valeurs.

Nombre des jours de gelée observés pendant 20 ans
à Fécamp, à chaque époque de l'année.

Dates	Novembre	Décembre	Janvier	Février	Mars	Avril
1	»	3	8	5	8	3
2	»	2	8	4	8	2
3	1	7	6	8	3	»
4	5	5	7	7	3	2
5	1	6	6	6	3	»
6	2	3	6	6	8	»
7	2	3	5	2	»	»
8	4	3	6	5	6	»
9	2	4	6	4	4	1
10	5	6	4	5	2	»
11	4	6	5	7	2	»
12	4	6	7	8	»	»
13	4	3	5	7	4	»
14	2	3	7	9	3	»
15	1	3	8	7	3	»
16	2	4	4	5	2	»
17	1	3	7	»	2	»
18	2	4	6	6	5	»
19	5	6	5	7	1	»
20	6	3	8	4	4	»
21	6	5	8	4	3	»
22	4	4	8	7	2	»
23	9	5	5	5	1	»
24	4	7	6	3	»	»
25	3	7	4	3	2	»
26	4	6	7	8	2	»
27	»	5	7	8	3	»
28	»	6	7	4	2	»
29	4	6	6	2	8	»
30	3	6	6	»	3	»
31	»	6	6	»	2	»
Totaux	83	142	187	189	81	»

Distribution de la température dans le département. — L'administration des ponts-et-chaussées a organisé dans la Seine-Inférieure un certain nombre de stations dans lesquelles on inscrit la température à 9 heures du matin et où l'on mesure la hauteur des eaux pluviales. Les résultats obtenus sont publiés tous les ans par les soins de M. l'ingénieur M^{ice} Cohen. Quoique les renseignements recueillis sur la marche du thermomètre dans ces stations présentent des anomalies surprenantes, et ne permettent pas d'établir d'une façon sérieuse la température moyenne annuelle des lieux où elles sont situées, les renseignements fournis n'offrent pas moins un réel intérêt comme base de comparaisons capables de jeter quelque jour sur le climat du département. C'est à ce titre que je consigne, dans le tableau suivant, les chiffres posés pour chaque station. Je fais suivre d'un ? ceux qui me paraissent douteux.

Températures moyennes annuelles observées en différents lieux de la Seine-Inférieure, sous la direction de l'administration des Ponts-et-Chaussées.

STATIONS	ALTITUDE au-dessus de la mer	ANNÉE						Moyenne
		1867	1868	1869	1870	1871	1872	
Versant de la Manche								
Eu	16ᵐ	9°6	11°4	11°4	10°8	10°0	11°2	10°6
Dieppe	5	10 1	12 4?	12 0?	10 9	11 1	12 9?	11 6?
Fécamp	16	9 9	11 4	9 9	10 7	11 3	10 6	10 6
Blangy	49	10 2	12 4?	12 2?	9 7?	10 1	10 8	10 7
Londinières	75	8 9?	11 8	10 7	10 6	10 4	12 0?	10 6
Longueville	61	8 9?	10 6	10 6	10 1	9 9	11 9?	10 3
Cany	19	9 3	11 9	11 2?	10 4	10 8	12 2?	10 9
Aumale	124	8 7?	10 5	9 5	8 9	9 5	9 4	9 4
Neufchâtel	101	8 7?	12 0?	11 4?	10 6	10 1	11 0	10 6?
Ligne de partage des Eaux								
Forges	69	6 7?	10 7	9 4	8 6	8 6	10 1	9 0?
Buchy	192	8 7	11 4?	10 3?	9 1	8 4	9 9	9 5
Tôtes	163	8 6	11 5?	9 6	9 3	9 4	10 6	9 8
Yvetot	149	8 2	11 1?	10 5	9 6	10 5	10 8	10 1
Goderville	132	8 6	11 8?	10 7?	10 0	11 3?	11 3?	10 6?
Versant de la Seine								
Gournay	97	9 2	11 1	10 4	9 4	9 5	10 9	10 1
Vascœil	59	7 0?	11 2	10 3	9 7	8 9	10 9	9 7?
Elbeuf	9	11 2	11 8	11 2	10 7	9 7	12 2?	11 1
Rouen	39	10 5	11 8	11 7	11 1	10 8	11 7	11 8
Caudebec	9	8 6?	12 1	12 8?	10 3	9 8	12 2?	10 9
Le Havre	87	10 3	14 6?	12 8?	11 6	11 7	12 6?	12 3?

Si l'on s'en rapporte aux renseignements ci-dessus, l'on trouve que la température moyenne annuelle, *à 9 heures du matin,* s'établit ainsi qu'il suit :

10° 6   pour le versant de la Manche.

9° 8   pour les hauts plateaux situés sur la ligne du partage des eaux.

10° 9   pour le versant de la Seine.

J'ai fait voir précédemment que la température moyenne annuelle à Fécamp ne dépasse pas 9° 915. Les chiffres posés au tableau donnent 10° 6. La différence est due à ce que la température de 9 heures du matin est supérieure à la moyenne diurne vraie. Dans tous les cas la valeur 10° 6 est trop élevée, car à partir de janvier 1870 les observations sont faites au phare à une altitude de 112 mètres.

Poids de l'atmosphère. — Ainsi que cela a déjà été indiqué, ce n'est qu'à partir du 1er décembre 1863 que les observations barométriques ont été faites avec l'instrument de précision sur lequel j'ai donné précédemment les renseignements nécessaires pour faire connaître sa situation et sa valeur. Jusqu'à l'époque précitée, je m'étais servi d'un baromètre défectueux qui accusait des pressions trop fortes de 2mm 5 en moyenne !

En faisant subir aux résultats obtenus, durant les 130 premiers mois d'observation, les corrections nécessaires, et en établissant les résultats généraux sur les moyennes des vingt années étudiées, l'on arrive à dresser le tableau suivant qui permet d'établir des comparaisons sérieuses sur la façon dont se sont accomplis à Fécamp les mouvements de l'atmosphère pendant chacune des périodes décennales.

Pour rendre ces renseignements plus utiles, je place en regard ceux qui ont été obtenus à la même heure et pendant la même période de temps à l'observatoire de Paris : je les dois à l'obligeance de M. Renou.

Pressions barométriques moyennes, à zéro, observées à midi, à Fécamp et à Paris, pendant chaque mois de l'année.

MOIS	OBSERVATIONS FAITES A FÉCAMP											OBSERVATIONS FAITES A PARIS					
	Période de 1833 à 1852					Période de 1853 à 1872					Période 1853 à 1872	Période 1833 à 1852		Période 1853 à 1872		Période 1833 à 1872	
	Minima		Maxima		Moyenne	Minima		Maxima		Moyenne	Moyennes	Moyennes	Écart d'avec Fécamp	Moyennes	Écart d'avec Fécamp	Moyennes	Écart d'avec Fécamp
	Observés	Années	Observés	Années		Observés	Années	Observés	Années								
Janvier	735.1	1800	780.3	1839	760.3	725.3	1800	779.1	1858	758.3	759.3	756.8	— 3.5	755.9	— 3	756	— 3.7
Février	736.4	1837	777.4	1962	761.5	731.6	1805	777.7	1857	761.3	761.1	756.5	— 5	758.1	— 3.2	757.6	— 3.8
Mars	739.9	1835	777.1	1854	759.9	737.3	1864	777.9	1867	757.5	756.7	755.6	— 4.9	758.8	— 4.2	754.4	— 4.3
Avril	741.6	1857	774.8	1861	759.9	735.9	1872	774.2	1861	750.5	750.2	750.3	— 4.6	756.4	— 4.1	755.6	— 4.4
Mai	744.8	1858	772.7	1856	759.1	741.7	1859	771.4	1855	760	759.6	754	— 4.5	755.7	— 4.3	754.9	— 4.7
Juin	742.8	1854	769.3	1856	760.4	742.7	1855	773.9	1857	762.1	761.2	755.8	— 4.6	757.8	— 4.3	756.8	— 4.4
Juillet	747.5	1853	768.6	1860	760.6	744.7	1866	771.3	1859	760.9	760.9	756.7	— 4.1	756.7	— 4.2	756.7	— 4.2
Août	746.3	1856	770.6	1854	760.9	744.5	1871	776.3	1854	760.6	760.8	755.4	— 4.5	756.5	— 4.1	756.5	— 4.3
Septembre	740.2	1856	772.5	1858	760.7	786.8	1865	773.3	1857	759.9	760.3	756.8	— 3.9	756.8	— 3.6	756.5	— 3.8
Octobre	739.2	1853	772.8	1858	759.1	734.8	1865	773.1	1869	758.1	758.7	755.4	— 3.7	754.5	— 3.6	755	— 3.7
Novembre	739.7	1864	715.9	1859	759.7	730.2	1864	777.1	1867	759.5	759.6	755.7	— 4	756.8	— 3.2	756	— 3.6
Décembre	730.9	1859	776.0	1857	760.1	730.2	1872	780.2	1865	759.9	760	756.7	— 3.4	756.6	— 3.3	756.7	— 3.3
Année	730.9	1855-59	780.3	1859	760.2	720.2	1872	780.2	1865	759.9	760.2	755.9	— 4.2	756.2	— 3.7	756.1	— 3.9

, L'examen des chiffres posés dans ce tableau fait voir que de 1853 à 1872, l'amplitude des oscillations du baromètre a été à Fécamp, au moins de 60^{mm} 1, puisque cet instrument a accusé des pressions égales à 720^{mm} 2 et à 780^{mm} 3. La pression moyenne, pendant cette période, a été de 760^{mm} 03, mais comme le zéro de l'instrument est placé à 18 mètres 7 au-dessus du moyen niveau de la mer, le chiffre indiqué doit être porté à 764^{mm} 9 pour représenter avec exactitude la pression moyenne qui a été exercée à ce niveau. Les *maxima* mensuels moyens ont été observés en juin (764^{mm} 2 $= 763^{mm}$ 1 au bord de la mer) et en février (764^{mm} 1 $= 763^{mm}$) tandis que le minimum moyen (758^{mm} 7 $= 760^{mm}$ 6) a été observé en mars et en octobre.

Ces deux derniers mois sont remarquables en ce qu'ils sont, ou au moins en ce qu'ils semblent être bien souvent les témoins de deux crises météorologiques périodiques se produisant, l'une avant l'équinoxe du printemps, l'autre après l'équinoxe d'automne, — crises ayant pour effet de modifier la marche du thermomètre qui reste trop abaissé durant la première, et trop élevé pendant la seconde, ainsi que j'ai déjà eu l'occasion de le faire remarquer. Ces crises s'accusent normalement aussi par une dépression de la colonne barométrique, et elles modifient l'état du ciel, en accroissant l'intensité de la nébulosité, ainsi que le nombre des jours de pluie et le volume des eaux météoriques.

Je ne traiterai pas ici les questions relatives à l'état du ciel : elle trouveront utilement leur place dans un mémoire que je publierai prochainement pour exposer les résultats de l'étude à laquelle je me suis livré *sur la force chimique de la lumière, et sur les climats chimiques.*

Si l'on compare la marche du baromètre à Paris et à Fécamp, l'on reconnait que l'écart moyen annuel, 3^{mm} 9, existant dans les indications fournies par l'instrument dans les deux villes, ne reste pas constant pour chaque mois, et qu'il oscille dans des proportions assez considérables. C'est que la composition, la consistance et la pesanteur normale et comparée de l'atmosphère ne restent pas constantes non plus, à toutes les époques de l'année, sur la zone comprise entre Paris et les bords de la Manche.

Les résultats généraux des trois coordonnées se traduisent pour les deux villes par des écarts de pression qui sont à leur minimum d'intensité en décembre, s'élèvent ensuite graduellement jusqu'en mai, et décroissent enfin, d'une façon lente mais continue, jusqu'au solstice d'hiver.

L'on conçoit qu'il doit en être ainsi, car l'on sait que les oscillations du baromètre accusées, aux mêmes époques et aux mêmes instants, dans des lieux peu éloignés sont toujours dues à l'influence de la température qui manifeste ses effets par un amoindrissement de la pression dans les endroits chargés de l'atmosphère la plus échauffée. Or, la température moyenne est plus élevée à Fécamp, pendant l'hiver, qu'elle ne l'est à Paris, tandis que c'est l'effet inverse qui se produit en été. L'intensité de la pression est aussi influencée et abaissée par la vapeur d'eau répandue dans l'atmosphère, et comme cette vapeur se trouve toujours en plus grande quantité dans l'air voisin de la mer que dans l'air répandu sur la terre ferme, loin du rivage, l'on trouve là l'explication de l'accroissement relatif de la pression, $0^{mm}5$ accusé en moyenne pour Paris dans le tableau suivant : On y a indiqué les intensités comparées de la pression moyenne exercée pendant la même période bi-décennale dans les observatoires de Paris et de Fécamp, en supposant la cuvette du baromètre exactement placée dans tous les cas au niveau de la mer ; en fait l'instrument est placé à Paris à $65^m 8$ au-dessus de ce niveau (1).

_____

(1) Selon Néel de Bréauté qui a tenu compte des indications du baromètre à l'observatoire de Paris, pendant les années 1819 à 1876, le zéro de l'instrument dont il se servait était situé à $68^m 3$ au-dessus du niveau indiqué.

Hauteur du Baromètre supposé placé au niveau de la mer,
à Paris et à Fécamp, pendant les années 1853 à 1872.

MOIS	RÉSULTATS MOYENS des Observations faites à		Différence en plus pour Fécamp	RÉSULTATS MOYENS RAMENÉS AU NIVEAU DE LA MER				
				A Paris		A Fécamp		Différence entre Paris et Fécamp
	Paris à l'altitude de 65ᵐ8	Fécamp à l'altitude de 18ᵐ7		Pression calculée	Différence d'avec la moyenne annuelle 762ᵐ4	Pression calculée	Différence d'avec la moyenne annuelle 761ᵐ9	
Janvier.....	756ᵐ»	759ᵐ3	3ᵐ3	762ᵐ3	— 0ᵐ1	761ᵐ2	— 0 7	— 1 1
Février.....	757 3	761 1	8 8	763 6	+ 1 2	763 »	+ 1 1	— 0 6
Mars........	754 4	758 7	4 3	760 7	— 1 7	760 6	— 1 3	— 0 1
Avril........	755 8	760 2	4 4	762 1	— 0 3	762 1	+ 0 2	0 »
Mai.........	754 9	759 6	4 7	761 2	— 1 2	761 5	— 0 4	+ 0 3
Juin.........	756 8	761 2	4 4	763 1	+ 0 7	763 1	+ 1 2	0 »
Juillet......	756 7	760 9	4 2	763 »	+ 0 6	762 8	+ 0 9	— 0 2
Août........	756 5	760 8	4 3	762 8	+ 0 4	762 7	+ 0 8	— 0 1
Septembre	756 5	760 3	3 8	762 8	+ 0 4	762 2	+ 0 3	— 0 6
Octobre.....	755 »	758 7	3 7	761 3	— 1 1	760 6	— 1 3	— 0 7
Novembre	756 »	759 6	3 6	762 3	— 0 1	761 5	— 0 4	— 0 8
Décembre.	756 7	760 »	3 3	763 »	+ 0 6	761 9	0 »	— 1 1
Année......	756ᵐ1	760ᵐ»	3ᵐ9	762ᵐ4	0ᵐ0	761ᵐ9	0 »	— 0 5

En examinant les chiffres posés dans la dernière colonne,
l'on voit de suite avec quelle régularité s'opère le développement des écarts de pression observables entre Paris et
Fécamp : le mois d'août seul présente une anomalie : l'écart
devrait être de —0.4 environ. Quoi qu'il en soit, il résulte
des chiffres posés ci-dessus que le poids de l'atmosphère s'accuse avec plus d'intensité sur le baromètre à Fécamp qu'à
Paris pendant le mois de mai, et qu'il se fait sentir de la
même façon dans les deux villes, en avril et en juin. Un pa-
reil résultat, s'il était confirmé par de nouvelles observations,
conduirait à penser qu'aux époques indiquées, malgré le voisinage de la mer, l'atmosphère est moins chargé d'humidité
aux bords de la Manche que sur le centre de la France. Cela
paraît difficile à admettre car les écarts signalés ne peuvent
être dus à l'influence de la température qui rendrait alors
l'air de Paris plus apte à se charger de gaz aqueux, puisque
les mois de juillet, août et septembre, témoins d'un climat
plus chaud dans la grande ville, ne présentent pas le même

phénomène? Cette question sera l'objet de mes préoccupations dans une nouvelle série d'observations.

Jusqu'au 31 octobre 1863, je n'avais fait qu'à midi les observations quotidiennes du baromètre, mais à partir de cette époque jusqu'à la fin de la période décennale commencée avec le mois de janvier précédent, je les ai faites tous les jours à 10 heures du matin, à midi, à 4 heures et à 10 heures du soir. Les résultats moyens obtenus pour ces heures différentes sont inscrites pour chaque mois dans le tableau suivant; la moyenne des quatre séries donne pour la pression normale à zéro, à 18^m 7 au-dessus du niveau de la mer, pendant les neuf dernières années écoulés, 759^{mm} 75 au lieu de 760^{mm} 03, indiqués précédemment pour la moyenne de midi, pendant la période bi-décennale:

Pression Barométrique moyenne, à zéro, observée à Fécamp depuis le 1er Janvier 1864 jusqu'au 31 Décembre 1872.

MOIS	HEURES D'OBSERVATION			
	10 heures du matin	Midi	4 heures du soir	10 heures du soir
Janvier.....	758 50	758 26	758 10	758 47
Fevrier.....	760 60	760 54	759 92	760 79
Mars........	757 54	757 46	757 03	757 41
Avril......	760 67	760 58	760 10	760 52
Mai........	760 06	759 94	759 49	760 03
Juin........	762 48	762 53	762 12	762 41
Juillet.....	760 78	760 71	760 38	760 72
Août.......	760 78	760 72	760 86	760 79
Septembre	760 24	760 05	759 59	760 19
Octobre....	758 30	758 06	757 77	758 34
Novembre	759 72	759 38	759 12	759 54
Décembre	759 72	759 25	758 91	759 87
Année......	759 94	759 79	759 41	759 88

Il résulte de ces données nouvelles que la pression de midi représente assez exactement la normale de la journée; que celles de 10 heures du matin et de 10 heures du soir sont sensiblement égales, et représentent les *maxima* diurnes moyens, tandis que celle de 4 heures du soir peut être considérée comme représentant le *minimum* moyen vrai dont elle ne saurait s'éloigner beaucoup.

Ces résultats concordent bien avec ceux que l'on obtient toujours dans les différents lieux voisins du cinquantième parallèle.

Comme je l'ai fait pour la marche du thermomètre, j'ai pensé qu'il était utile d'indiquer aussi la marche moyenne du baromètre pendant chaque jour de l'année ; il m'a semblé encore que des renseignements de cette nature pourraient jeter quelque lumière sur le retour de certaines périodes constantes, et en effet, si l'on examine les tableaux suivants, ou mieux encore, si l'on examine les parties du diagramme qui en représentent les éléments (V. Pl. III et IV) l'on reconnait de suite que certaines oscillations s'accusent avec une intensité des plus remarquables, quoique le nombre des observations soit très probablement insuffisant pour fournir des constantes moyennes peu modifiables ; j'ai quelque sujet de penser qu'une période trentenaire donnerait des renseignements plus dignes de confiance.

Quoiqu'il en soit, le diagramme dressé à l'échelle des grandeurs exactes, rend sensibles les oscillations diurnes moyennes de la courbe des pressions, et s'il signale des hauteurs barométriques *maxima* dans les deux dernières décades de février, et dans la dernière décade de juin, il met aussi en évidence une période de calme qui commençant avec le mois de juillet dure jusqu'aux approches de l'équinoxe d'automne, pour être suivi d'une période de violentes perturbations qui commencent vers la mi-octobre et durent jusqu'à la fin de novembre. Enfin, les dépressions si persistantes, et ordinairement si agitées du mois de mars, s'accusent elles-mêmes aussi d'une façon bien digne d'être remarquée.

Hauteurs diurnes moyennes du baromètre, à midi,
à Fécamp, déduites des observations faites pendant
les années 1853 à 1872.

Dates	Janvier	Février	Mars	Avril	Mai	Juin
1	760 3	758 7	761 »	759 »	759 5	759 6
2	59 8	60 2	60 »	58 7	59 8	58 4
3	58 5	60 4	61 8	59 1	58 7	59 7
4	58 3	60 9	62 4	60 1	58 9	62 2
5	56 8	60 5	60 8	62 5	60 8	62 7
6	58 7	59 2	58 2	62 4	60 6	62 1
7	59 »	59 2	57 3	61 5	58 9	61 5
8	57 5	57 8	56 9	59 5	58 4	61 9
9	57 4	58 9	59 3	59 2	58 2	60 4
10	59 2	60 4	59 8	59 2	57 9	60 7
11	58 5	60 8	57 4	59 6	57 3	60 6
12	61 4	60 3	57 4	60 4	57 1	59 5
13	60 3	62 3	57 2	60 5	58 3	59 7
14	60 »	62 2	56 8	60 3	59 9	60 2
15	60 6	62 2	57 9	61 4	58 8	60 4
16	60 8	60 8	58 9	61 3	59 6	60 5
17	60 7	61 »	59 5	61 4	60 4	60 8
18	59 4	60 8	58 8	61 2	60 8	61 4
19	59 2	60 3	58 1	59 4	61 5	60 6
20	58 6	61 »	58 1	58 9	62 1	61 4
21	57 3	61 9	57 »	58 9	60 4	61 8
22	57 »	63 2	59 4	59 3	60 6	63 1
23	57 7	63 8	59 6	60 6	59 5	62 6
24	58 3	63 4	56 7	60 7	59 4	63 5
25	58 5	63 1	57 5	61 1	58 5	62 8
26	61 9	61 5	57 »	61 1	59 7	63 7
27	61 »	61 1	58 9	60 4	60 2	60 3
28	61 6	60 7	59 5	59 8	60 1	61 6
29	60 7	59 4	59 2	60 5	60 2	61 1
30	59 4	—	59 »	59 6	60 6	60 9
31	58 3	—	58 9	—	59 2	—
Moyennes	759 3	761 1	758 7	760 2	759 6	761 2

Hauteurs diurnes moyennes du baromètre, à midi, à Fécamp, déduites des observations faites pendant les années 1853 à 1872.

Dates	Juillet	Août	Septembre	Octobre	Novembre	Décembre
1	762 »	761 6	761 8	758 8	761 »	757 8
2	60 8	59 7	60 6	60 6	60 9	58 4
3	62 1	59 6	60 7	60 5	62 2	59 2
4	61 4	60 6	60 5	61 5	61 9	60 2
5	61 »	60 9	60 8	60 7	62 3	60 »
6	60 7	61 7	60 6	60 4	62 9	59 1
7	60 8	59 7	61 1	58 3	62 8	59 9
8	61 7	59 7	60 9	57 8	62 »	60 5
9	61 6	60 »	60 2	57 5	62 5	61 6
10	62 2	60 8	60 2	57 9	60 8	61 7
11	61 2	62 »	61 7	57 9	60 7	61 7
12	61 4	60 8	62 8	59 9	62 »	61 8
13	61 »	60 4	62 »	59 3	60 3	60 »
14	61 »	60 3	60 6	59 9	57 4	59 6
15	60 1	60 9	60 9	58 7	56 4	61 6
16	60 6	59 6	61 »	57 »	56 8	61 9
17	61 5	59 2	61 »	56 5	58 3	61 5
18	60 8	59 2	61 8	55 1	61 5	59 6
19	60 8	59 8	60 9	54 6	63 2	59 »
20	61 8	60 5	60 8	56 2	62 2	59 5
21	61 4	61 3	59 3	58 6	60 8	60 1
22	60 4	60 1	58 »	58 8	56 8	60 4
23	59 9	60 2	59 2	58 3	55 4	60 4
24	60 3	61 4	58 6	58 »	55 6	59 1
25	59 3	61 6	60 1	57 6	55 5	57 3
26	60 »	62 »	61 7	57 »	55 8	57 5
27	61 »	62 5	60 1	57 7	57 8	58 4
28	60 5	61 5	58 3	58 7	57 7	60 4
29	61 5	60 9	58 8	59 4	59 2	60 7
30	61 7	61 8	59 1	58 2	57 7	60 1
31	61 6	61 6	—	58 9	—	61 1
Moyennes	760 9	760 8	760 3	758 7	759 6	760 0

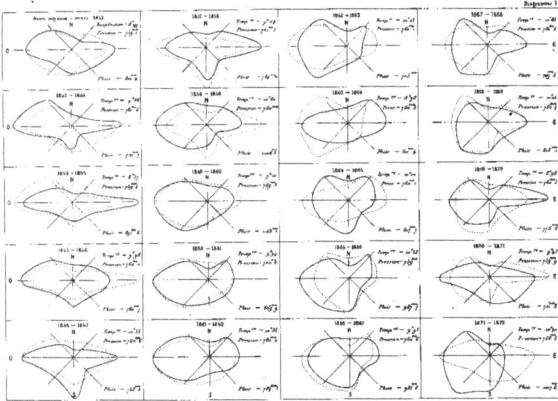

Distribution Générale des Vents à Fécamp pendant chacune des années 1853 à 1872 — (Échelle de ½ de millimètre pour un jour de Vent.)

20°83
760·5

E

799·5

20°25
760·4

E

818·3

8·38
760·2

E

775·6

9·43
759·9

E

721·3

20°50
756·5

E

8 juin.

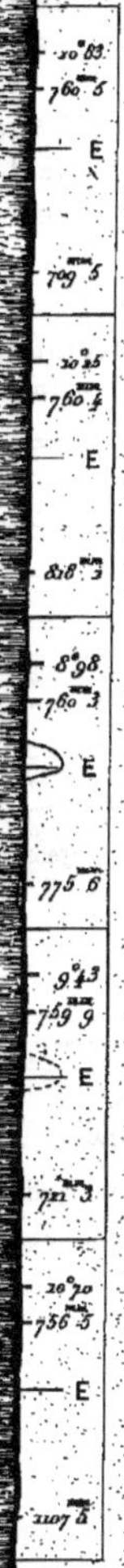

Vents. — La direction générale des courants atmosphériques n'a point été la même pendant les deux périodes décennales d'observation ; leur distribution moyenne pendant
chacunes d'elles présente des écarts faciles à constater. Pour
les rendre plus appréciables, je réunis, dans le tableau suivant, les résultats obtenus pendant chacune des vingt
années d'observation, en les ramenant aux huit groupes
principaux.

**Distribution annuelle moyenne des jours de Vent observés, à midi
à la Girouette de l'Église de la Sainte-Trinité, à Fécamp.**

ANNÉES	N	N E	E	S E	S	S O	O	N O
1853	22 »	20 5	78 »	45 »	89 5	35 »	79 »	46 »
1854	17 »	16 »	83 5	17 5	40 »	30 »	99 5	61 5
1855	11 5	21 »	114 5	30 »	31 5	31 5	86 5	38 5
1856	23 5	32 »	61 »	39 »	41 »	35 »	89 »	45 5
1857	12 »	19 »	74 »	28 »	67 »	42 5	88 5	34 »
1858	18 »	33 5	91 »	28 »	56 »	34 »	68 5	36 »
1859	29 »	35 5	56 5	19 »	33 5	55 »	88 »	50 5
1860	25 5	33 »	41 »	29 »	32 »	68 »	92 »	45 5
1861	15 »	40 »	41 »	86 5	86 5	61 5	95 »	39 5
1862	23 5	44 5	50 5	27 »	24 »	51 »	98 5	46 »
1" Moyenne décennale	19 7	29 5	69 1	29 9	40 1	44 3	88 3	44 3
1863	21 »	41 »	21 5	28 »	33 5	78 »	81 »	61 »
1864	27 »	54 5	66 »	32 »	33 5	46 5	76 »	30 5
1865	29 5	50 »	43 5	25 5	55 »	50 5	59 »	52 »
1866	16 5	45 5	36 5	21 5	52 »	67 »	82 »	44 »
1867	27 5	88 5	48 »	28 5	51 »	57 »	71 5	48 5
1868	19 »	33 5	64 5	20 5	45 5	64 5	59 »	59 5
1869	23 5	29 5	64 »	36 »	50 »	65 »	52 5	44 5
1870	14 5	31 5	98 »	18 5	38 »	52 »	66 5	46 »
1871	15 5	22 5	74 »	54 5	43 5	37 »	88 5	34 5
1872	13 »	26 5	23 5	30 »	55 5	81 5	76 5	59 5
2ᵐᵉ Moyenne décennale	20 7	37 3	53 9	29 5	45 7	59 9	70 7	47 5
Moyenne bi-décennale	20 2	33 4	61 5	29 7	42 9	52 1	59 5	45 9

Si, comme cela est exécuté sur la planche I placée ci-contre,
l'on construit les figures géométriques représentant toutes ces
valeurs, en les groupant de telle façon que la rose des vents
de l'année (lignes noires) soit placée sur le même plan que
celle de l'année précédente (lignes pointillées), l'on reconnaît
que quinze à seize fois sur vingt, les transformations d'une

rose en la suivante s'accomplissent par des gradations telles qu'il semble en ressortir que la distribution générale des courants atmosphériques, moins accidentelle qu'on le suppose généralement, s'accomplit selon des lois probablement bien déterminées, quoique les résultats obtenus dans une série consécutive de vingt années soient insuffisants pour conduire à leur connaissance exacte.

Ce qui paraît bien certain, c'est que les transformations s'accomplissent par des mouvements tournants, qui s'accentuent en général de l'est à l'ouest par le sud, et de l'ouest à l'est par le nord. Cependant ces mouvements subissent quelquefois des perturbations remarquables, dont les groupes 1863-64, 1864-65, 1870-71 et 1871-72 offrent des exemples frappants.

Dans l'état actuel de la question, je dois me borner à cette simple mention qui suffira pour appeler l'attention des météorologistes sur ces faits qui me paraissent dignes d'être contrôlés dans d'autres localités, car il me semble probable qu'en augmentant le nombre des observations l'on pourra arriver à des déductions assez précises pour éclairer d'une lueur nouvelle les questions dont se préoccupent les hommes qui cherchent à poser les bases de la pronostication des phénomènes météorologiques. Pour conduire à un bon résultat les observations devront être faites, ou l'avoir été, avec un anémométrographe établi dans un pays plat d'une certaine étendue, et bien découvert, de telle façon que les courants atmosphériques dont il doit accuser la direction ne soient pas influencés par des collines ni par des vallées voisines.

J'ai, dans mon premier mémoire, distribué par saisons le nombre moyen des jours de vent inscrits sur mes registres pendant la première période décennale d'observations. Pour faciliter les études j'opère ici la répartition analogue des vents notés pendant la seconde période :

SAISONS	N	NNE	NE	ENE	E	ESE	SE	SSE	S	SSO	SO	OSO	O	ONO	NO	NNO
Printemps....	4 4	2 1	9 8	3 9	12 5	0 9	5 »	2 2	7 8	2 1	6 8	2 2	16 5	3 4	10 7	1 7
Eté..............	4 9	1 8	10 2	2 4	10 2	0 1	3 5	0 6	4 5	2 »	7 2	3 »	20 3	5 7	13 7	1 8
Automne......	3 9	0 9	6 6	1 1	13 5	1 4	7 3	2 »	9 3	3 5	15 8	2 8	11 6	1 9	8 3	1 1
Hiver...........	1 7	1 3	2 9	2 0	11 8	0 9	8 1	3 6	8 8	4 2	18 3	3 5	10 2	1 »	6 »	0 9

La comparaison des chiffres posés ici avec leurs analogues du mémoire publié en 1863, ferait voir que les vents de la région du sud ont pris une prépondérance marquée pendant la période qui vient de finir, mais cela est rendu plus évident par les chiffres posés au tableau suivant, qui met en présence tous les résultats des deux périodes condensés, réduits et ramenés aux courants appartenant aux quatre principaux types :

SAISONS	Période 1853 à 1862				Période 1863 à 1872			
	N	E	S	O	N	E	S	O
Printemps..	17	28	15	32	19	25	18	31
Eté.............	16	16	12	48	21	20	13	39
Automne.....	11	29	24	27	13	23	26	28
Hiver..........	11	26	27	26	8	20	35	27
Année.........	55	99	78	133	61	88	92	125

Ainsi, les vents du sud ont soufflé d'une façon plus constante pendant les dix dernières années assujetties à mes observations qu'ils ne l'avaient fait durant les dix premières ; et quoique les vents du nord se soient aussi présentés d'une façon analogue mais moins sensible, il est bien certain que les premiers ont dû exercer une action prépondérante sur le développement des phénomènes météorologiques, et sur l'intensité de leurs manifestations. C'est ce qui est arrivé en effet, ainsi qu'on peut le voir par le tableau suivant, dans lequel sont groupés les renseignements moyens relatifs à la température, aux pluies, aux grêles et aux orages observés pendant les deux périodes :

PHÉNOMÈNES COMPARÉS		PÉRIODES	
		1853 à 1862	1863 à 1872
Températures moyennes	du matin	8°20	8°89
	à midi	11 88	12 03
	à 6 heures du soir	10 57	10 97
	à 10 heures du soir	9 03	9 36
	DIURNES	9 81	9 99
Nombre moyen des jours de	de pluie	136	174
	de grêle	10	12
	d'orage	14	17
Eau tombée en moyenne par an au pluviomètre		815m7	817m9

Si les courants atmosphériques ont éprouvé une modification appréciable dans l'ordre moyen général de leur développement, ils en ont éprouvé une plus sensible encore dans l'intensité qu'ils ont mise à se déplacer, si toutefois l'on peut attacher une grande importance à l'appréciation de la rapidité du déplacement de la matière aérienne, qui a toujours été faite par la seule impression des sens. Quoi qu'il en soit, voici les résultats moyens auxquels l'on arrive en groupant, en raison de leur intensité, les vents observés pendant chaque mois similaire des dix années de la période 1863 à 1872 :

INTENSITÉS	Janvier	Février	Mars	Avril	Mai	Juin	Juillet	Août	Septembre	Octobre	Novembre	Décembre	PÉRIODES 1re	PÉRIODES 2me
Brises légères	9 3	5 2	5 2	7 4	8 2	7 7	11 7	9 4	8 4	8 1	5 »	7 7	138 9	92 7
Bonnes brises	9 4	10 5	10 3	9 7	11 3	11 3	12 3	11 3	10 3	10 6	11 6	9 9	135 3	128 5
Fortes brises	8 3	8 2	10 5	9 9	9 1	9 3	5 7	8 7	7 5	8 »	9 1	9 1	63 4	103 4
Tempêtes { Très fortes brises	2 6	2 »	3 1	1 5	1 7	1 4	1 5	1 9	2 4	2 1	2 3	2 1	13 5	28 6
Tempêtes	0 8	1 6	1 5	1 2	0 5	0 2	0 4	0 5	1 2	1 5	1 1	1 2	12 9	11 7
Grandes tempêtes	0 6	0 8	0 4	0 3	0 2	0 1	» »	0 2	0 2	» 7	» 9	1 »	1 2	5 4
Totalité des jours de tempêtes	4 »	4 4	5 »	3 »	2 4	1 7	1 9	2 6	3 8	4 3	4 3	4 3	27 6	40 7

En comparant les deux dernières colonnes de ce tableau, l'on est frappé de la différence si remarquable qui a existé dans l'intensité des vents pendant les deux périodes ; le nombre des tempêtes annuelles s'est élevé de 27.6 à 40.7. De pareils écarts ne peuvent pas être dûs à des erreurs d'appréciation, quelqu'arbitraire qu'ait pu être d'ailleurs la méthode employée. Dans tous les cas, ils ont pour résultat de démontrer l'utilité de l'introduction des instruments de précision, et en particulier des anémomètres enregistreurs dans les observatoires météorologiques.

Les différences signalées sont intéressantes encore à examiner dans le tableau suivant :

INTENSITÉS	Période 1853 à 1892				Période 1863 à 1872			
	Printemps	Été	Automne	Hiver	Printemps	Été	Automne	Hiver
Brises légères......	26 5	37 7	39 2	35 5	20 8	28 2	21 5	22 2
Bonnes brises......	38 8	87 4	28 6	81 1	31 3	34 9	32 5	29 8
Fortes brises........	17 8	14 7	16.1	14 8	29 5	23 7	24 6	25 6
Tempêtes.............	8 9	2 8	7 1	8 8	10 5	6 2	12 4	12 7

Il est toujours utile de connaître la valeur relative des différents vents comparés dans leurs intensités respectives.

Le travail de comparaison a été effectué pour les deux périodes décennales. Je le résume pour la seconde dans le tableau suivant :

INTENSITÉS	N	NNE	N E	ENE	E	ESE	S E	SSE	S	SSO	S O	OSO	O	ONO	N O	NNO
Brises légères............	4 5	5	7 4	2 »	11 4	1 1	7 4	2 5	11 9	3 1	11 3	2 1	9 4	3 1	12 4	1 C
Bonnes brises............	5 7	1 5	10 4	3 5	16 1	1 4	10 3	3 5	11 4	5 1	16 4	3 6	19 3	4 1	13 9	2 4
Fortes brises............	3 »	2 2	8 9	8 7	15 1	0 6	5 5	2 2	8 6	3 3	14 4	4 1	18 9	3 4	8 8	1 2
Tempêtes { Très fortes brises	1 »	0 3	1 7	0 6	3 7	» »	» 6	» 2	2 1	» 5	4 »	» 9	5 8	» 6	1 5	» 1
Tempêtes	0 6	0 5	1 »	0 2	1 2	» 1	» 1	» 1	» 5	» 2	1 6	» 5	2 9	» 5	1 6	» 1
Grandes tempêtes	0 2	0 1	0 2	0 »	» »	» 1	» »	» »	» 5	» 1	» 6	» 3	1 9	» 4	» 9	» 1

Si l'on opère le groupement en le ramenant aux huit principaux vents, il prend peut-être un caractère plus intéressant ; dans tous les cas il est nécessaire d'agir ainsi pour compléter le parallélisme des tableaux dressés pour les deux séries d'observations. Voici à quoi l'on arrive :

INTENSITÉS	N	NE	E	SE	S	SO	O	NO
Brises légères	6 05	9 15	12 95	9 20	14 70	13 90	12 »»	14 75
Bonnes brises	7 65	12 90	18 55	12 75	15 70	20 65	23 15	17 15
Fortes brises	4 70	11 85	17 25	6 90	11 35	18 10	22 65	10 60
Tempêtes { Très fortes brises	1 65	2 55	4 »»	0 70	2 45	4 70	6 55	1 85
Tempêtes	0 90	1 35	1 35	0 20	0 65	1 95	8 40	2 10
Grandes tempêtes	0 30	0 25	0 05	0 05	0 80	0 80	2 25	1 15

En présence des différences observées et signalées dans la nature des résultats obtenus pendant les deux périodes décennales, il me semble convenable de réserver pour une époque ultérieure la recherche des conclusions que j'avais l'espoir de formuler actuellement ; ces conclusions ne pourront, en effet, avoir quelque utilité, qu'autant que les moyennes générales des diverses séries sur lesquelles elles s'appuieront, présenteront des éléments de comparaison ayant des valeurs analogues. Ces valeurs elles-mêmes ne pourront peut-être pas être obtenues à Fécamp, cette ville étant assise dans une vallée ouverte d'une façon très exceptionnellement favorable pour y assurer la prépondérance constante des vents soufflant de l'est et de l'ouest, en amoindrissant sinon le nombre, au moins l'intensité des courants venant du nord et du sud.

Météores aqueux, Pluies. — La quantité annuelle moyenne des eaux météoriques tombée à Fécamp pendant la première période décennale s'est élevée à 815^{mm} 6. Celle qui a été mesurée dans la seconde période est égale à 817^{mm} 7. Malgré cette très remarquable égalité des chiffres posés, il ne faut pas s'empresser de considérer ceux-ci comme représentant bien le dixième de l'épaisseur de la couche des eaux atmosphériques qui doit normalement recouvrir le sol pendant chaque période décennale, car cette épaisseur varie tellement d'une année à l'autre, — elle éprouve des oscillations si considérables qu'il serait prématuré de considérer comme vraie la moyenne à en déduire, et qu'il est si utile de connaître. Voici, en effet, les moyennes épaisseurs annuelles de la couche d'eau mesurée dans le pluviomètre pendant les deux périodes décennales d'observation.

1re PÉRIODE		2me PÉRIODE	
ANNÉES	Eau tombée	ANNÉES	Eau tombée
1853	802^m9	1863	708^m»
1854	751 7	1864	611 4
1855	691 6	1865	807 7
1856	762 7	1866	987 7
1857	738 5	1867	935 8
1858	784 6	1868	709 5
1859	1006 5	1869	818 1
1860	1163 2	1870	775 6
1861	669 5	1871	721 8
1862	784 3	1872	1107 3
Moyenne	815^m6	Moyenne	817^m7

Dans cette situation il est évident que si la seconde période avait commencé avec l'année 1862 pour finir avec 1871, la moyenne annuelle n'aurait pas dépassé 785^{mm}5, et si la période avait été composée des années 1858 à 1867, cette moyenne se serait élevée à 845^{mm}4. Entre ces deux moyennes la différence est de 60^{mm}9. En présence de pareils faits, il devient évident qu'il faudra attendre les résultats d'une plus longue série d'observations pour arriver à une conclusion acceptable. D'ailleurs, si pendant la seconde période la température a été sensiblement plus élevée, et si les vents ont subi une modification dans l'ordre de leur distribution, s'ils se sont fait sentir avec des intensités plus prononcées, les eaux pluviales elles-mêmes, comme tous les autres météores, ont subi une répartition différente entre les quatre saisons, ainsi que je l'établis ici :

	1re Période	2me Période	Période bi-décennale
Printemps......	176^{mm}	164^{mm}	170^{mm}
Eté...............	194	166	180
Automne.......	272	277	274 5
Hiver.............	174	211	192

Néanmoins, l'automne offre toujours à Fécamp, comme on le voit, une surabondance d'eaux pluviales bien supérieure à celles qui sont livrées pendant les autres saisons, mais tandis que pendant la première période l'été fut plus arrosé que le printemps et l'hiver, dans la seconde, comme dans la période bi-décennale, ce fut l'hiver qui prit, sous ce rapport, la prépondérance la plus marquée après l'automne.

Quoiqu'il en soit, je dois redire encore, comme il y a dix ans : il n'y a rien d'absolu dans ces moyennes; les exceptions peuvent se rencontrer, et elles se rencontrent souvent en effet, ainsi que l'on peut s'en convaincre par l'examen du tableau suivant dont l'analogue, publié dans le résumé des observations faites de 1853 à 1862, dévoile une situation différente, et fait voir que 8 fois sur 10, ce fut l'automne qui donna le plus d'eau, tandis que l'été le fit 2 fois. Il fait voir encore que les intensités les plus faibles s'accusèrent en hiver, tandis qu'on les a constatées au printemps durant la seconde période ainsi qu'on peut s'en assurer maintenant :

INTENSITÉ PLUVIOMÉTRIQUE	Printemps	Été	Automne	Hiver
1. Faible	5	3	0	2
2. Moins faible	2	4	1	3
3. Encore moins faible	1	2	4	3
4. Plus forte	2	1	5	2

En résumant les résultats obtenus pendant les dix premières années d'observation, j'ai mis en regard du nombre des jours de pluie, de neige et de grêle notés en moyenne pendant chaque saison, le nombre de jours beaux, nuageux et couverts observés aussi pendant les mêmes périodes. Ces renseignements qui n'offrent qu'une faible importance, en acquièrent une plus grande si on leur donne pour base l'intensité de la nébulosité qui trouble la transparence de l'atmosphère; envisagés à ce point de vue, ils sont consignés, pour les deux séries d'observations, dans le tableau suivant sur lequel sont inscrits aussi les quantités d'eau afférentes en moyenne à chaque jour témoin de l'arrosage du pluviomètre.

SAISONS	PÉRIODE 1853 à 1862			PÉRIODE 1863 à 1872		
	Nébulosité du Ciel	Jours de Pluie, de Neige et de Grêle	Eau fournie par chaque jour de pluie	Nébulosité du Ciel	Jours de Pluie, de Neige et de Grêle	Eau fournie par chaque jour de pluie
Printemps......	0.558	38	4 54	0.551	40	4 12
Été...............	0.521	35	5 54	0.516	35	4 76
Automne.........	0.581	40	6 73	0.646	48	5 77
Hiver.............	0.646	40	4 26	0.687	51	4 10

Quant au maximum d'eau reçu pendant un jour, de midi au midi suivant, pendant les différents mois de l'année, il est bien loin de se classer comme en 1863, puisque le dépouillement des registres conduit à la répartition suivante pour chaque mois similaires de la seconde période décennale. Observons cependant que le maximum 66ᵐᵐ signalé en janvier, a été fourni par une très considérable chute de neige, accomplie du 15 au 16 janvier 1867, neige sur laquelle j'aurai plus loin l'occasion de fixer l'attention. En faisant abstraction de cette masse d'eau exceptionnelle, l'on trouve que la plus forte proportion tombée pendant un jour des dix mois de janvier observés, n'a pas dépassé 20ᵐᵐ 4.

Voici les *maxima* constatés :

Janvier	66 mm
Février...............................	20 1
Mars..	22 3
Avril..	32 5
Mai..	32 8
Juin	22 b
Juillet...................................	34 9
Août.......................................	39 8
Septembre............................	42 3
Octobre	39 7
Novembre.............................	27 1
Décembre	22 7

Nous avons maintenant à faire la répartition du nombre des jours de pluie, et à déterminer le volume d'eau qu'ils ont donné sous l'influence des différents vents ; ces renseignements sont groupés dans le tableau suivant :

	N	NNE	NE	ENE	E	ESE	SE	SSE	S	SSO	SO	OOS	O	ONO	NO	NNO
Jours de Pluie, Neige et Grêle..	7 8	2 2	10 6	3 2	10 4	0 7	7 2	3 4	19 4	7 »	33 »	7 6	35 6	6 3	17 9	2 4
Eau mesurée en millimètres...	36 6	8 4	51 7	8 1	37 7	6 5	31 »	13 7	72 1	30 5	159 9	36 4	191 »	28 »	99 7	6 7
Eau tombée par jour de pluie..	4ᵐ7	3ᵐ8	4ᵐ9	2ᵐ5	3ᵐ6	0ᵐ3	4ᵐ3	4ᵐⁿ	3ᵐ7	4ᵐ4	4ᵐ8	4ᵐ8	5ᵐ4	4ᵐ4	5ᵐ6	2ᵐ8

Pour donner à ces renseignements leur valeur utile, et comparable à ceux posés dans le premier mémoire, quant à ce qui concerne la puissance de chaque vent comme producteur de météores aqueux, il est utile, en les ramenant aux huit courants principaux, de les grouper comme il suit :

		N	NE	E	SE	S	SO	O	NO
Jours de vent		20 7	37 3	53 9	29 5	45 7	59 9	70 7	47 5
Jours de pluie		10 1	13 3	12 35	9 25	24 6	40 3	42 55	22 25
Proportion des jours de pluie pour 1,000 jours de vent		487	356	229	313	532	672	602	468
Eau tombée	Au pluviomètre	44 1	60 »	45 »	41 1	94 1	198 3	223 2	117 1
	En moyenne par jour de pluie	4 4	4 5	3 6	4 4	3 8	4 8	5 2	5 2
	Par 1,000 jours de vent	mèt. 2 180	mèt. 1 609	mèt. 0 835	mèt. 1 994	mèt. 2 057	mèt. 3 223	mèt. 3 154	mèt. 2 465

Comme en 1863, l'examen de ces divers renseignements conduit à cette conclusion que « à égalité de durée, ce sont » les vents d'Est qui donnent le moins de jours de pluie, et » ceux du Sud-Ouest qui en fournissent le plus. »

Comme on le voit encore, « l'influence aquifère va sans » cesse en augmentant pour chaque vent, en partant de l'est » pour arriver au sud-ouest en passant par le nord et par » l'ouest, puis elle diminue très-brusquement depuis le sud » jusqu'à l'est. » Cependant il existe une petite anomalie pour les vents du nord-ouest, qui doit être signalée quoiqu'elle soit de bien faible importance.

La hauteur moyenne d'eau attribuée dans ce tableau à chaque jour de pluie observé pendant la durée des différents vents, ne conduit pas, pour la détermination de la valeur *pluviogénique* de ceux-ci, à des conclusions semblables à celles qui ont été formulées dans le premier mémoire. J'avais trouvé en 1863 que « la moyenne d'eau fournie par chaque » jour de pluie, va sans cesse en augmentant depuis le sud- » est jusqu'au nord, et passant par le sud et l'ouest, pour dé- » croître en faisant retour au sud-est, de telle sorte que........ » ce sont les pluies du nord qui, a égale durée, donnent le » plus d'eau, et celles du sud-est qui en donnent le moins. »

Aujourd'hui, avec la nouvelle série d'observations, l'on constate que les vents du nord ont cessé d'occuper le premier rang quant à l'intensité moyenne des pluies qu'ils peuvent fournir ; ils n'arrivent, sous ce rapport, qu'en quatrième ligne avant les vents de sud-est qui, eux-mêmes, se classent après le nord-est et le sud-ouest, mais surtout après l'ouest et le nord-ouest dont les valeurs paraissent s'équilibrer.

L'on conçoit qu'il puisse en être ainsi, car, en définitive, les épaisseurs d'eau tombée sont variables pour chaque jour, comme elles le sont pour les différentes périodes décadaires de jours pluvieux enregistrés, et pour les *maxima* afférents à chaque variété de courants atmosphériques. Ces maxima, qui sont bien loin de se grouper comme ceux enregistrés pendant la première période décennale, se sont présentés ainsi qu'il suit pendant la seconde :

N	NNE	NE	ENE	E	ESE	SE	SSE	S	SSO	SO	OSO	O	ONO	NO	NNO
23.5	16 8	66 »	10 7	30 6	22 7	31 1	15 3	27 8	20 7	42 3	28 8	39 7	23 7	32 5	10 4

J'ai, dans le premier mémoire, signalé les inondations de 1824, 1842 et 1860 (1), comme semblant annoncer un retour de ces phénomènes désastreux, à l'expiration de chaque période de 18 années. L'avenir nous renseignera sur la valeur

----

(1) Dans le premier mémoire (p. 40), l'inondation de 1860 a été indiquée comme ayant eu lieu le 11 août : c'est le 11 octobre qu'il faut lire.

de cette remarque, mais je crois devoir mentionner ici la constatation d'un fait remontant au xviie siècle, et qui, sous une légère différence, rentre dans la loi indiquée :

Selon une pétition signée d'un sieur Corbière, et d'un sieur Le Huillier curé de St-Fromond, « le 18 septembre 1679, les » eaux ont inondé les maisons jusqu'à 4 et 5 pieds de hau- » teur ; elles ont abîmé les marchandises et ravagé les jar- » dins. Plusieurs personnes ont été mises en danger de » perdre la vie. » Selon un autre document, l'inondation signalée se produisit un dimanche pendant l'office qui dut être suspendu dans l'église de St-Fromond, d'où les fidèles se hâtèrent de sortir pour échapper à l'irruption des eaux. Or, le 18 septembre 1679 tomba bien en effet un dimanche, et l'église St-Fromond était située dans la partie déclive des terrains compris entre les rues du Bail et Jacques Huet, et voisins de la rive droite de cette large rue de l'Inondation, ouverte en 1848 pour prévenir le retour des désastres pareils à ceux qui ont affligé la population en 1824 et en 1842.

Eh bien ! entre l'année 1679 et l'année 1824, témoins l'une et l'autre de l'accumulation des eaux sur la place du Bail, il s'est écoulé, à un an près, huit périodes de dix-huit années chacunes. Cette concordance mérite d'être signalée.

DISTRIBUTION DES EAUX PLUVIALES DANS LE DÉPARTEMENT. — J'ai dit précédemment que l'administration des ponts-et-chaussées a organisé dans la Seine-Inférieure un service d'observations météorologiques chargé de déterminer la marche du thermomètre et l'intensité des eaux pluviales. J'ai fait connaître la température moyenne constatée à 9 heures du matin dans chaque station ; voici maintenant les résultats moyens obtenus par l'observation du pluviomètre : ceux relatifs à Fécamp ont été recueillis d'abord dans un lieu peu éloigné de celui où j'observe, mais depuis la fin de 1870 ils le sont au phare : on obtient toujours dans ce lieu élevé de 112 mètres, des quantités d'eau beaucoup plus faibles qu'en ville.

Hauteur annuelle moyenne des pluies tombées dans les stations
météorologiques établies dans la Seine-Inférieure, par l'administration des Ponts-et-Chaussées.

STATIONS	ANNÉES							
	1866	1867	1868	1869	1870	1871	1872	Moyennes
Versant de la Manche								
Eu	941 2	817 1	810 8	868 »	757 7	743 2	944 »	840 3
Dieppe	799 1	682 7	423 5	559 8	554 5	593 »	825 »	633 9
Fécamp	987 2	912 6	708 1	760 7	761 6	411 5	738 2	754 3
Blangy	821 »	749 8	545 4	760 »	574 8	679 2	894 7	889 2
Londinières	883 6	805 7	709 5	850 5	696 7	689 5	882 7	778 3
Cany	1128 9	1062 5	831 5	946 9	754 4	784 5	1256 5	974 2
Aumale	812 7	624 6	705 9	770 »	681 6	559 9	742 5	692 4
Neufchâtel	929 »	805 3	650 »	677 5	697 9	778 1	1076 5	802 »
Arques (altitude 35m)	»» »	»» »	»» »	»» »	»» »	806 4	1182 2	»» »
St-Laurent — 142m	»» »	»» »	»» »	»» »	»» »	803 3	1191 1	»» »
St-Valéry — 25m	»» »	»» »	»» »	»» »	»» »	655 6	1263 »	»» »
Ligne de partage des eaux								
Forges	722 7	651 »	483 5	644 7	533 8	594 3	901 »	647 8
Buchy	886 »	808 2	690 7	793 »	552 »	740 7	947 »	773 9
Tôtes	1205 2	1043 4	841 4	1212 7	808 2	896 7	1201 7	1029 9
Yvetot	1070 7	979 7	786 2	989 5	780 »	842 7	1212 »	941 5
Goderville	1127 7	1012 7	898 8	1182 7	1002 4	958 8	1871 5	1079 2
Bosc-le-Hard (alt. 157m)	»» »	»» »	»» »	»» »	»» »	747 1	1145 »	»» »
Versant de la Seine								
Gournay	759 7	943 8	625 »	578 7	485 »	568 8	845 5	686 6
Vascœil	703 4	632 6	559 7	816 5	469 »	720 7	866 5	681 2
Elbeuf	634 4	681 9	523 1	652 4	431 9	656 7	866 »	635 1
Rouen	815 »	815 5	691 »	751 2	530 2	699 »	839 9	734 5
Caudebec	1063 »	1001 »	752 2	903 »	731 5	824 »	1034 »	901 2
Le Havre	1163 7	915 1	694 2	805 2	619 2	787 »	936 4	844 9
Bolbec (alt. 82m)	»» »	»» »	»» »	»» »	»» »	887 9	1288 3	»» »
Barentin — 66m	»» »	»» »	»» »	»» »	»» »	721 4	1131 6	»» »

Si, comme cela a été fait précédemment pour la température, l'on apprécie le mode de la distribution moyenne des
eaux dans les trois séries de stations que j'ai distinguées,
mais en ne tenant compte que des renseignements moyens
déduits des résultats obtenus dans la période des sept années
indiquées, l'on trouve que lorsqu'il tombe en moyenne par
année :

795^{mm}6 d'eaux pluviales sur les stations du versant de la
Manche, il en tombe
894^{mm}4 sur les stations établies sur la ligne de partage des
eaux, ou voisines de cette ligne, et seulement
747^{mm}3 sur les stations du versant de la Seine.

Toutefois, et pour plusieurs raisons, je dois faire des réserves sur la valeur de ces chiffres, parce que :

1° Dieppe paraît être privilégié dans des conditions exceptionnelles et inexplicables, puisque cette ville est présentée comme la moins arrosée parmi les 28 localités inscrites au tableau. Cela est d'autant plus remarquable que les stations d'Eu, de St-Valery, de Fécamp et du Havre, assises comme celle de Dieppe aux bords de la Manche, reçoivent beaucoup plus d'eau que cette dernière. En revanche, Cany paraît recevoir un maximum d'eaux pluviales dont la cause ne s'explique pas mieux.

2° Les stations de Buchy et de Forges comprises dans le groupe établi sur des points voisins de la ligne de partage des eaux n'offrent, par rapport aux autres stations de ce groupe, qu'un bien faible volume d'eaux météoriques, mais Buchy et Forges appartiennent au pays de Bray dont toutes les stations paraissent être moins influencées par les eaux pluviales que celles de la partie occidentale du département, puisque l'épaisseur moyenne de la tranche d'eau qu'elles reçoivent oscille entre 647^{mm}3 à Forges et 802^{mm} à Neufchâtel. La faiblesse du chiffre accusé pour Forges n'en est pas moins très remarquable, et jusqu'à un certain point difficilement acceptable. Je serais même disposé à étendre cette observation à la station de Buchy. Celle d'Yvetot me semble aussi avoir présenté, dans certaines années, des chiffres bien affaiblis.

3° En ce qui concerne les bords de la Seine, la situation paraît plus normale. Cependant il est utile de signaler les excédents inscrits à Bolbec et à Barentin en 1872. Ces deux stations avaient accusé des chiffres plus normaux en 1871.

Les réflexions auxquelles je me livre en ce moment ne sont peut-être pas toutes justifiées, mais il me paraît utile de les présenter, parce que les anomalies auxquelles elles se rapportent sont frappantes, et aussi parce qu'il se pourrait faire que les pluviomètres fussent placés dans certaines localités dans des conditions défectueuses, — soit à l'abri de constructions plus ou moins élevées, soit à proximité de grands arbres, dont l'influence peut se traduire par une diminution ou par une accroissement sensible du volume d'eau recueilli dans le pluviomètre.

Quoiqu'il en soit il est bien certain qu'il tombe plus d'eau sur les hauts plateaux du pays de Caux qu'il n'en tombe aux bords de la Manche, et il en tombe plus là aussi qu'aux bords de la Seine.

Ces résultats n'ont rien qui doive surprendre, et ils sont d'accord avec ce que j'avais déjà indiqué dans mon ouvrage sur les eaux potables (1), où j'ai fait voir que lorsqu'il tombe dans une année 859^{mm}5 d'eau à Fécamp, il en tombe 1214^{mm}2 a Oherville, (commune assise, quant au point sur lequel j'ai fait mes observations, à 160^m environ au-dessus du niveau de la mer, dans l'arrondissement d'Yvetot), et seulement 758^{mm}4 à Rouen. La distribution de la chaleur, on l'a vu précédemment, subit un mode inverse ; les hauts plateaux sont plus refroidis que les bords de la Manche, et ceux-ci le sont davantage que ceux de la Seine.

Ainsi s'explique, très probablement, le prodigieux et déplorable développement du *Gui* sur les pommiers plantés dans les champs cultivés, et dans les masures des fermes placées dans le voisinage de la ligne du partage des eaux dans le pays de Caux, mais surtout au sud de cette ligne sur le versant Séquanien (2). La plante parasite ne se rencontre pas

---

(1) *Des eaux potables en général......... et en particulier des eaux utilisées dans les arrondissements du Havre et d'Yvetot*, par Eugène Marchand. 1 Vol. in-4° J. B. Baillière. Paris 1855. P. 118.

(2) *Etude statistique, économique et chimique sur l'agriculture du Pays de Caux*, par Eugène Marchand. Ouvrage publié par la Société Centrale d'Agriculture de France, 1 Vol. in-8°. Mme Vve Bouchard-Huzard. Paris 1869. P. 11

dans la région voisine de la mer, et appartenant au versant
de la Manche, tandis qu'elle se présente encore dans la vallée
de Gournay-St-Laurent auprès d'Harfleur, dans la plaine de
l'Eure et même à Ste-Adresse aux portes du Havre, mais
dans des régions appartenant incontestablement au versant
de la Seine.

NEIGES. — Le nombre des jours producteurs de neige avait
été de 74 pendant la période écoulée de 1853 à 1862 ; il s'est
aggravé, et s'est élevé à 85 pendant la période suivante. La
manifestation du météore s'est distribuée ainsi qu'il suit sous
l'influence des différents vents pour 100 jours de chacun
d'eux :

N.	N.E.	E.	S.E.	S.	S.O.	O.	N.O.
14 1	23 5	28 3	10 6	5 9	4 7	4 7	8 2

Quoique la répartiton des neiges ne se soit pas effectuée
entre les différents rhumbs d'une façon analogue à celle
constatée en 1863, la prépondérance des vents d'est est
restée encore très marquée ; l'anomalie qui s'était produite
pour les vents du sud-est, pendant la première période, s'est
effacée pendant la seconde, qui a, dans tous les cas, présenté
une répartition plus vraisemblablement normale.

Parmi les chutes de neige observées, celle du 15 au 16
janvier 1867 mérite une mention spéciale, car elle se répandit
en masse considérable sur tout le département, et au Havre,
en particulier, elle effondra les toits des entrepôts. A Fécamp,
le 16 au soir, elle présentait une épaisseur de 44 centimètres,
qui, par le tassement, se trouva réduite à une couche plus
compacte de 32 centimètres d'épaisseur le 18 au matin ; elle
donna alors, par la fusion, une couche d'eau épaisse de 66
millimètres. En supposant que cette neige n'ait pas subi de
perte pendant son tassement, elle possédait donc, compara-
tivement avec l'eau normale, une densité de 0.1610 au moment de sa chute, et de 0.2066 deux jours plus tard.

Cette densité parait bien forte, car de la neige tombée le

26 décembre 1869 en couche épaisse de $0^m 066$, ne possédait qu'une densité égale à peine à 0.1060, et une autre neige mesurée le 27 décembre 1871 sous une épaisseur de $0^m 075$ ne pesait que $109^{kos} 8$ au mètre cube.

Cependant ces différences sont normales, car MM. Fournet et Delocre ont, en 1867, publié dans les *Annales de la Société d'Agriculture, Sciences naturelles et Arts utiles de Lyon*, une note et un tableau fort intéressants, desquels il résulte que la densité de la neige peut, selon les auteurs qui vont être cités, osciller dans les rapports suivants, bien concordants avec ceux qui viennent d'être rappelés, et les justifiant :

$0^m 042$ selon	M. Musschenbroek.	Neige tombée	en 1751	
0 083 »	M. le Dʳ Lortet......	» »	le 15 janvier 1867	
0 100 »	M. La Hire............	» »	le 14 février 1711	
0 100 »	M. Mairan.............	» »	en 1749	
0 111 »	M. Weidler	» »	en 1728	
0 133 »	M. Vicaire............	» »	en janvier 1866	
0 167 } 0 200 } »	M. Sédileau...........	» »	en 1692	
0 200 »	M. Delocre.............	» »	en janvier 1866	

ÉLECTRICITÉ ATMOSPHÉRIQUE. — GRÊLES. — Elles ont été un peu plus communes dans la seconde période décennale, car le nombre des jours durant lesquels on les a observées, est en moyenne de 11.7 par année au lieu de 9.6, et ils se distribuent ainsi dans chaque saison :

	1ʳᵉ Période	2ᵐᵉ Période
Printemps............................	3 »	2 8
Eté.....................................	0.8	0 6
Automne...............................	2 9	3 7
Hiver..................................	2 9	4 6

La grêle a continué de se montrer plus particulièrement sous l'influence des vents soufflant de la région d'ouest, ainsi que l'attestent les chiffres suivants qui représentent la quote part afférente à chaque rhumb dans la distribution de 100 jours producteurs du météore :

N.	N.E.	E.	S.E.	S.	S.O.	O.	N.O.
10 2	11 1	3 »	2 6	6 »	24 4	19 2	23 5

Qu'il me soit permis de rappeler ici que j'ai exposé, dans mon livre sur l'agriculture du pays de Caux, la marche des orages à grêle dans la Seine-Inférieure, et que j'y ai fait connaître l'intensité moyenne des ravages qu'ils exercent dans chaque canton de ce département.

ORAGES. - Comme tous les autres météores, les orages se sont accusés encore aussi avec une intensité plus prononcée pendant les années 1863 à 1872, que durant les dix années précédentes, et leur répartition ne s'est point, non plus, opérée de la même façon dans les diverses saisons, puisqu'ils se groupent ainsi qu'il suit pour chaque période :

	1re Période	2me Période
Printemps	3 1	3 7
Eté	7 4	5 4
Automne	8 4	5 3
Hiver	0 4	2 4

Il résulte de ceci que l'augmentation a été sensible surtout pendant l'hiver. Le même phénomène s'est produit aussi pour la grêle.

Quant à l'apparition des orages sous l'influence des différents vents, elle a subi des modifications sérieuses, puisque 100 jours d'orages pris dans chaque période se groupent ainsi qu'il suit :

	N.	N.E.	E.	S.E.	S.	S.O.	O.	N.O.
1re Période	1 8	3 6	12 »	8 4	22 3	14 6	21 2	16 1
2me Période	3 3	5 1	9 4	8 »	20 »	25 3	16 1	12 8

Les vents du sud-ouest se montrent donc aujourd'hui comme étant les plus énergiques conducteurs des orages; par conséquent l'anomalie que je signalais en 1863 a disparu.

En examinant le mode de distribution quotidienne des orages que j'ai eu l'occasion d'inscrire sur mes registres, il m'a semblé, — et le diagramme n° II, placé ci-contre, permet de le reconnaître à première vue, — il m'a semblé que ces

Distribution quotidienne des Orages observés à Paris pendant les Printemps et les Étés des années 1873-1882.

PÉRIODES MENSUELLES

PÉRIODES LUNAIRES

Distribution quotidienne des Orages observés à années 1853 à 1872.

Diagramme II.

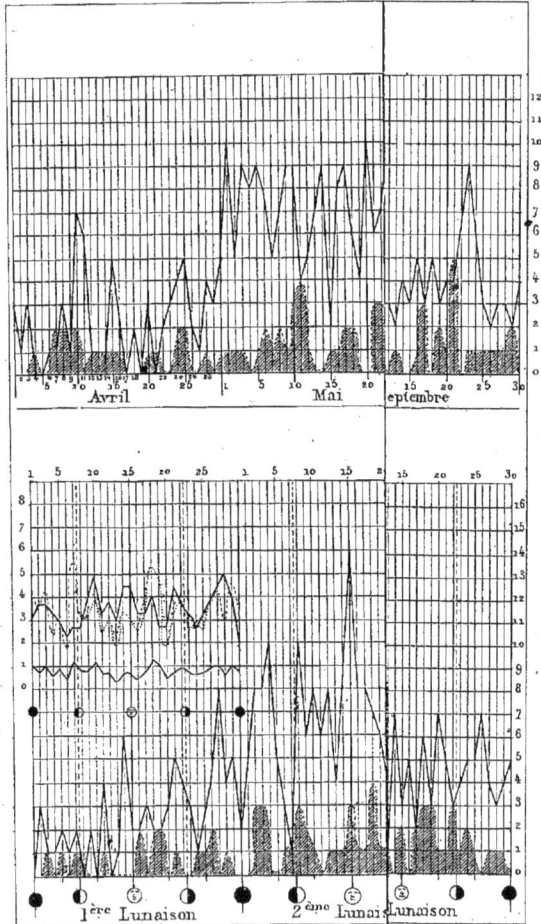

Avril — Mai — eptembre

1ère Lunaison — 2ème Lunai Lunaison

Herve. Lith. Lepelletier.

phénomènes bruyants et brillants se présentent plus particulièrement dans certains jours. J'ai même aussi remarqué bien souvent que les phénomènes météoriques dus au développement des courants électriques, — les grêles et les orages, — accusent d'une façon exceptionnelle l'énergie de leur action dans une courte période, ayant pour terme moyen la fête de l'Ascension, ainsi que l'on peut s'en assurer en examinant le tableau suivant sur lequel j'indique par la première lettre du mot les pluies, les grêles et les orages que j'ai vu apparaître le jour de cette fête, et durant les trois journées qui la précèdent ou la suivent :

ANNÉES	JOURS AVANT			JOURS de l'Ascension	JOURS APRÈS		
	— 3	— 2	— 1		1	2	3
1853	P	—	O	P	P	—	P
1854	P	P	O	P	P	—	—
1855	P	P	—	—	P	—	—
1856	P	—	P.G.	P	—	P	—
1857	—	—	—	—	P	P	—
1858	—	—	P	—	P	O.P.	—
1859	—	O.G.P.	O.P.	—	P	—	—
1860	—	—	—	P	O.P.	—	—
1861	—	—	—	P	P	O.P.	—
1862	—	—	—	—	P	P	—
1863	—	—	P	P	P	—	P
1864	P	—	P	—	—	P	O.P.
1865	P	P	P	—	—	P.G.	—
1866	—	—	P	—	P	P.G.	—
1877	—	—	—	P	—	—	O.P.
6868	—	—	—	—	—	P	P
1869	—	P	O	O.P.	O.P.G.	—	—
1870	O	—	—	—	—	—	—
1871	—	—	—	—	—	—	—
1872	P	P	P	O.P.	P.G.	P.G.	P

Ce retour des pluies et des météores dus à l'électricité le jour de l'Ascension, ou dans les jours qui précèdent et suivent cette fête, m'a toujours frappé, et m'a conduit à rechercher si le développement des orages ne s'accomplirait pas sous notre climat, à certaines époques de chaque période lunaire plutôt qu'en d'autres ?

Je sais que les orages sévissent pour ainsi dire tous les jours dans les régions équatoriales, mais ce n'est pas une raison pour qu'ils ne se présentent pas chez nous à de certaines époques bien déterminés !

Je sais bien aussi que l'idée d'une influence exercée par la Lune sur le développement des phénomènes météorologiques, formulée au siècle dernier, avec énergie, par Joseph Toaldo Vicentin, dans son *Essai météorologique sur la véritable influence des astres, des saisons et changements de tems (1)* n'est point admise aujourd'hui dans la science. Cependant, ce retour pour ainsi dire périodique, si apparent, des orages vers la fin de la lunaison qui commence après la fête de Pâques, se représente d'une façon si remarquable qu'il m'a semblé nécessaire de rechercher d'abord, pendant chacun des mois Grégoriens, et ensuite dans chacun des mois Lunaires de ma période bi-décennale d'observations, le mode de distribution de ceux que j'ai eu l'occasion de noter.

Les résultats de cette nouvelle étude vont être groupés dans les tableaux suivants, où je vais inscrire aussi, pour chaque date moyenne, en regard des orages notés à Fécamp, les 1080 inscrits sur les registres de l'observatoire de Paris, pendant chaque printemps et chaque été écoulés durant la période de 87 années inclusivement comprise de 1785 à 1872.

C'est à l'extrême bienveillance de M. Delaunay, le regretté directeur de l'observatoire, qu'une fin déplorable est venue enlever prématurément à la science qu'il illustrait, que je dois d'avoir pu me procurer ces intéressants renseignements : M. Delaunay, informé du but de mes recherches, voulut bien m'accueillir en me facilitant les moyens d'opérer ce fastidieux dépouillement ; il le fit avec des égards, une bienveillance, une bonté que l'on peut rencontrer souvent, mais que, hélas ! l'on ne rencontre pas toujours, et que je tiens à constater en rendant un hommage mérité à la mémoire du savant qui savait si bien encourager les hommes studieux qui s'adressaient à lui, en lui confiant leurs espérances.

---

(1) 1 Vol. in-4' traduit par Joseph Daquin, et publié par Gorrin à Chambéry en 1784.

Distribution quotidienne des orages observés à Fécamp pendant une période de 20 années, et à Paris
pendant une période de 87 ans.

Jours du mois	Décembre à Fécamp	Janvier à Fécamp	Février à Fécamp	Mars à Fécamp	Avril	
					à Fécamp,	à Paris
1	»	»	»	»	»	3
2	»	»	»	1	»	1
3	»	»	»	»	»	3
4	»	»	»	»	1	»
5	»	1	»	»	«	»
6	»	»	1	»	»	1
7	»	»	1	»	2	1
8	2	1	»	1	2	3
9	1	1	»	»	1	1
10	»	2	1	»	2	7
11	»	»	»	1	»	6
12	»	»	»	»	1	1
13	1	»	»	»	1	1
14	1	1	»	»	1	1
15	1	1	»	»	1	5
16	1	1	»	1	1	2
17	2	»	»	»	»	»
18	»	»	»	»	»	2
19	1	»	»	1	»	»
20	»	»	»	»	1	3
21	»	»	»	»	1	»
22	»	»	»	»	»	2
23	»	»	»	»	»	3
24	»	1	»	»	2	4
25	»	»	»	»	2	5
26	1	»	»	»	»	2
27	»	»	»	1	»	1
28	1	»	1	1	1	4
29	»	»	»	2	»	3
30	2	»	—	»	1	5
31	1	»	—	»	—	—

Distribution quotidienne des orages observés à Fécamp pendant une période de 20 années, et à Paris pendant une période de 87 ans.

Jours du mois	Mai		Juin		Juillet	
	à Fécamp	à Paris	à Fécamp	à Paris	à Fécamp	à Paris
1	1	10	3	8	1	7
2	1	5	1	9	1	8
3	1	9	2	8	1	5
4	»	8	»	6	»	9
5	1	9	2	9	3	7
6	2	8	1	3	1	10
7	1	5	3	3	1	3
8	2	7	»	10	2	6
9	1	9	1	11	3	8
10	3	9	2	11	»	6
11	4	4	2	8	2	10
12	1	5	1	7	2	11
13	»	7	1	7	4	9
14	»	9	»	11	»	10
15	1	2	2	7	2	6
16	1	8	3	12	5	10
17	2	9	3	11	1	7
18	2	6	2	10	2	7
19	»	4	2	6	2	8
20	»	10	2	6	»	8
21	3	6	3	5	»	5
22	3	7	»	6	3	2
23	1	10	1	12	1	7
24	1	7	2	8	1	7
25	2	8	»	6	1	7
26	3	6	1	9	3	10
27	2	8	1	10	4	8
28	1	11	2	6	2	10
29	2	12	»	6	»	6
30	»	4	1	7	»	12
31	1	5	—	—	3	7

Distribution quotidienne des orages observés à Fécamp pendant une période de 20 années, et à Paris pendant une période de 87 ans.

Jours du mois	Août		Septembre		Octobre	Novembre
	à Fécamp	à Paris	à Fécamp	à Paris	à Fécamp	à Fécamp
1	»	1	1	4	1	2
2	2	12	3	5	»	2
3	2	9	2	3	1	»
4	1	8	2	3	»	»
5	1	8	1	5	»	2
6	1	5	2	5	1	»
7	3	6	1	5	3	»
8	1	7	2	10	3	»
9	2	7	1	6	1	»
10	1	8	1	5	2	»
11	2	5	1	3	2	»
12	1	9	»	3	1	1
13	2	5	1	2	»	»
14	5	8	»	4	»	»
15	3	9	»	3	2	1
16	3	5	1	5	»	»
17	1	8	3	3	»	1
18	1	4	»	5	1	1
19	1	5	2	3	2	»
20	»	4	1	4	2	»
21	»	8	5	4	1	»
22	1	5	»	6	1	1
23	»	4	1	9	1	1
24	3	6	1	6	2	1
25	3	2	1	3	2	»
26	»	3	1	2	3	1
27	5	2	1	3	3	»
28	1	3	1	3	»	»
29	0	6	2	2	»	»
30	1	4	»	4	»	»
31	»	6	—	—	»	—

Distribution quotidienne des orages observés à Fécamp pendant une période de 20 années, et à Paris pendant une période de 87 ans.

Jours de la lune	Ire Lunaison		IIme Lunaison		IIIme Lunaison	
	à Fécamp	à Paris	à Fécamp	à Paris	à Fécamp	à Paris
1	»	»	»	5	4	3
2	»	3	3	8	1	5
3	1	1	3	8	1	9
4	»	1	»	10	»	7
5	1	2	»	5	2	8
6	»	1	1	3	1	5
7	1	2	2	1	4	9
8	1	»	3	10	1	4
9	»	2	2	6	3	12
10	»	»	1	8	2	8
11	1	4	»	6	»	7
12	»	»	1	8	1	10
13	»	1	1	4	1	12
14	»	6	1	10	2	12
15	»	2	3	14	1	11
16	2	2	1	8	»	5
17	»	3	1	8	»	8
18	2	2	4	7	1	13
19	2	2	1	6	2	8
20	»	3	1	4	»	9
21	1	5	2	5	»	7
22	»	4	2	5	1	10
23	»	3	2	5	»	8
24	1	1	1	6	»	6
25	1	3	2	10	1	7
26	2	4	2	6	2	10
27	»	8	1	4	5	8
28	1	4	2	16	1	6
29	»	5	4	9	2	7
30	»	2	3	5	5	1

Distribution quotidienne des orages observés à Fécamp pendant une période de 20 années, et à Paris
pendant une période de 87 ans.

Jours de la lune	IVme Lunaison		Vme Lunaison		VIme Lunaison	
	à Fécamp	à Paris	à Fécamp	à Paris	à Fécamp	à Paris
1	1	9	2	7	3	6
2	2	10	1	6	1	5
3	3	12	1	4	1	3
4	1	8	2	6	2	2
5	3	7	1	4	1	4
6	1	4	1	5	»	3
7	2	5	3	7	1	3
8	1	6	»	4	2	3
9	1	7	»	6	»	6
10	»	12	5	13	2	6
11	1	5	4	7	1	3
12	2	11	2	6	1	3
13	2	8	»	3	1	1
14	4	4	1	6	»	7
15	»	8	1	8	2	3
16	»	3	3	9	»	5
17	1	4	4	8	2	2
18	3	9	»	3	3	6
19	2	4	1	5	3	3
20	1	3	1	2	1	7
21	3	15	2	8	1	5
22	3	11	»	3	3	3
23	2	9	1	3	1	4
24	2	6	»	2	2	5
25	1	7	1	2	1	5
26	1	7	2	5	»	7
27	»	8	3	11	1	4
28	1	9	1	11	1	3
29	1	11	3	5	1	4
30	»	5	»	1	»	5

Distribution quotidienne des orages observés à
Fécamp pendant une période de 20 années.

Jours de la lune	VII° Lunaison	VIII° Lunaison	IX°me Lunaison	X°me Lunaison	XI°me Lunaison	XII°me Lunaison	XIII°me Lunaison
1	2	»	1	»	»	»	»
2	1	3	1	»	2	»	»
3	1	3	1	»	1	»	»
4	1	1	»	1	»	»	»
5	3	1	»	»	»	»	»
6	1	3	»	»	»	»	»
7	»	»	1	1	»	»	»
8	2	1	»	»	»	1	1
9	1	»	1	1	»	»	»
10	»	»	1	»	»	»	»
11	»	»	»	»	»	»	»
12	1	1	1	»	»	»	»
13	1	1	1	»	»	»	»
14	2	»	»	»	»	»	»
15	»	»	1	1	»	»	»
16	»	»	»	»	»	1	»
17	1	1	»	2	»	1	»
18	2	«	»	2	»	»	1
19	1	1	»	1	»	1	»
20	1	»	»	»	»	»	»
21	1	1	»	»	1	1	»
22	»	»	1	1	»	1	1
23	1	»	»	1	»	»	»
24	»	»	1	1	»	»	2
25	2	1	»	2	»	»	»
26	4	»	»	»	1	»	1
27	1	1	»	»	»	1	»
28	1	»	1	»	»	»	»
29	1	»	»	»	»	»	»
30	2	»	»	»	»	2	»

Le mode de distribution des orages observés par moi, et inscrit dans les tableaux précédents, est figuré sur les diagrammes III et IV placés à la fin de ce mémoire; il l'est aussi sur le diagramme II, placé en regard de la page 75, en ce qui concerne le rapport des chiffres posés à chaque date moyenne pour Paris et Fécamp.

L'examen de la partie supérieure du diagramme II, — celle des périodes mensuelles, permet de reconnaître que si la concordance du mode de distribution ne s'établit pas entre ces deux villes, cependant certaines périodes de retour s'y accentuent d'une façon assez analogue aux mêmes dates, ou sous des écarts de un à deux jours seulement. Ainsi par exemple, malgré les différences des temps et des lieux, des crises bien appréciables s'accusent dans les deux villes, aux dates qui vont êtres indiquées :

	À Paris	À Fécamp
Avril	8 à 11	7 à 10
	24 et 25	24 et 25
Mai	9 et 10	10 et 11
Juin	1 et 2	1er
	8 à 11	7, 10, 11
	16 à 18	16 et 17
Juillet	6	5
	9	9
	11 à 14	11 à 13
	16	16
	26-28	27
Août	14 et 15	14
	24	25
Septembre	16 et 18	17
	23	21
	30	29

Ces coïncidences sont remarquables, mais celles qui s'établissent dans les périodes lunaires le sont bien davantage. L'enchevêtrement des courbes tracées pour Paris et pour Fécamp s'accomplit sur le diagramme avec une très singulière régularité, et fait bien voir que le développement des orages est ou doit être en relation bien directe avec l'état d'éclairement de la lune.

En effet, si l'on examine les trois courbes tracées dans la partie supérieure du diagramme II consacrée à la première lunaison, — courbes représentant en lignes noires pleines, la distribution quotidienne moyenne des orages observés à Paris pendant 87 ans, et à Fécamp pendant les 6 premières lunaisons des 20 années d'observation, et représentant en lignes pointillés la distribution proportionnelle des orages de Fécamp ramenés à la période de 87 ans, l'on reconnaît de suite que tous les orages se distribuent fort inégalement entre chacun des jours dont se compose chaque lunaison ; mais qu'ils se répartissent cependant selon des lois assez constantes desquelles il résulte que les probabilités de l'apparition du phénomène sont grandes les 10me, 14me et 15me jours de la lune, mais surtout le dixième ; qu'elles sont appréciables le 18me, qu'elles s'accentuent le 21me pour décroître dès le 22me ; et enfin, qu'elles reprennent une importance très marquée dans les trois jours qui précèdent et dans les trois jours qui suivent la naissance de la lune. L'on reconnaît en outre que ces probabilités descendent à leur minimum le 20me et le 24me jour, et plus encore le 6me.

Le maximum des probabilités s'accentue pour Fécamp le 7me et le 18me jour ; les minimums se manifestent le 6me, le 13me et le 20me.

Observons, toutefois, que les dépressions accusées si souvent sur les diagrammes pour le 30me jour de la lune doivent être négligées, parce que toutes les lunaisons ne sont pas comptées à 30 jours, et que de cette situation résulte pour la fin de chaque période lunaire, une défectuosité qui ne pouvait être évitée dans l'établissement de la moyenne qui s'y rapporte.

Ces résultats sont trop généraux. Ils prennent un caractère plus particulier et mieux défini, quand on étudie spécia-

lement pendant chaque mois lunaire, le mode de distribution
des phénomènes qui lui sont afférents :

En effet, pendant la *première lunaison* (qui prend naissance
après le 20 mars, ou pour être plus exact, après l'équinoxe du
printemps) l'on observe quatre périodes de maxima bien indiquées : les 11me, 14me, 21me et 27me jours de la lune ;

Pendant la *seconde*, l'on en observe encore quatre : la première dure trois jours en moyenne, et commence 24 à 36
heures après la naissance de la lune ; elle arrive à son
maximum le 4me jour. La seconde arrive le 8me. La troisième
se présente le 15me, c'est-à-dire à l'époque où la lune est
dans son plein. La quatrième, fort importante par la probabilité dont elle est affectée de la manifestation du phénomène, arrive de 24 à 48 heures avant la fin de la lunaison.

Pendant la *troisième* l'on trouve encore cinq périodes
critiques : la première et la seconde sont à peu près de même
valeur ; on les observe le 8me et le 13me ou 14me jours, mais
cette deuxième crise se prolonge, elle se fait encore sentir le
15, en perdant de son intensité. La troisième est très appréciable le 18. Enfin, le 22me et le 26me jours présentent
aussi une recrudescence qui s'affaiblit ensuite, pour s'ac-
centuer de nouveau au moment où commence la *quatrième
lunaison*.

Pendant celle-ci l'on retrouve encore quatre périodes bien
prononcées de multiplication des orages ; la première dure
deux ou trois jours : elle prend son développement avec
celui de la nouvelle lune, et est en réalité la continuation de la crise signalée à la fin de la troisième lunaison. Elle est suivie d'une époque de calme, remarquable
par le petit nombre des conflagrations orageuses qu'elle présente. La troisième période s'accuse du 10 au 12 et prend
une intensité plus prononcée à Fécamp le 14. La dernière
arrive le 21.

La fin de la quatrième lunaison et le commencement de la *cinquième*, sont affectés encore d'une façon assez remarquable mais le 10ᵐᵉ jour après la nouvelle lune présente une sérieuse gravité. Un peu plus tard, au moment de la pleine lune, les chances de crises, prolongées alors pendant deux ou trois jours, se manifestent de nouveau, puis elles s'affaiblissent pour reprendre une nouvelle énergie le 27 et le 28.

Durant la *sixième lunaison* la température s'abaisse, et le nombre des orages diminue. Néanmoins la naissance de la lune est suivie d'une période orageuse qui décroît ensuite, pour reprendre une plus grande intensité le 9 et le 10. Le 14, le 18, du 20 au 21, le 26 et la fin de la lunaison, sont aussi les époques critiques les plus importantes à signaler.

A l'aide de ces renseignements, basés sur les 87 années d'observations faites à Paris (1), l'on peut peut-être, dans une certaine limite, prévoir avec quelque chance de succès, pour cette ville et les lieux qui la séparent de Fécamp, le retour de certains orages, notamment ceux qui peuvent se déployer aux dates suivantes de chaque lunaison, surtout si ces dates correspondent elles-mêmes à des dates critiques du calendrier grégorien :

1ʳᵉ Lunaison	2	»	14	21	27
2ᵐᵉ »	2.3.4	8	14.15	—	28
3ᵐᵉ »	2.3	9.10	13.14	18	26
4ᵐᵉ »	1.2.3	10	—	21.22	28.29
5ᵐᵉ »	1.2	10	15.16	21	27.28
6ᵐᵉ »	1.2	9.10	14	20.21	26

La constance avec laquelle se représentent les dates du 2, du 10, du 14 et du 15, du 21 et celles voisines du 28 est au

---

(1) Le nombre des orages comptés à Fécamp pendant la même période lunaire des 20 années d'observation, s'élève à 241 : c'est à peu près le nombre proportionnel que la comparaison entre les deux villes doit fournir, car pour 87 ans il s'élèverait à 1048 à Fécamp, et il est de 1044 à Paris.

moins fort singulière ; je ne saurais trop insister pour la faire remarquer.

En appelant l'attention des météorologistes sur les résultats qui viennent d'être mis pour la première fois en lumière, il n'entre pas dans ma pensée de porter à leur connaissance, et de mettre entre leurs mains un moyen certain, infaillible, de prévoir et de prédire à longue échéance l'apparition des orages, car ces sortes de manifestations des phénomènes électriques sont assujetties dans l'ordre de leur développement, et dans celui de leur translation au sein des couches atmosphériques, à des accidents qui les font souvent dévier de leur marche et les empêchent de manifester leurs effets sur des lieux qui, normalement, devraient être assujettis à leur action.

C'est pour cette raison que j'ai assigné l'espace compris entre Paris et Fécamp, c'est-à-dire entre Paris et la Manche, pour l'observation des orages dont on peut ainsi calculer la probabilité d'apparition. Ces orages peuvent, en effet, devenir sensibles en certains endroits, variables pour chacun d'eux, et passer inaperçus sur d'autres lieux peu éloignés. Enfin, il est nécessaire d'accorder une limite de 24 à 36 heures à l'apparition du phénomène, avant comme après le jour indiqué par l'étude, puisque l'on rencontre des avances comme des retards de cette importance entre Paris et Fécamp.

Il est utile aussi de rappeler avec instance que cette méthode d'appréciation ne conduit qu'à des probabilités dont la valeur reste proportionnelle au nombre des phénomènes observés à chacune des 87 époques diurnes similaires.

Quoiqu'il en soit, j'ai quelque raison d'espérer que la voie nouvelle que j'ouvre actuellement aux travaux des météorologistes, pourra conduire dans l'avenir à des résultats utiles, surtout maintenant que des commissions instituées en vue de signaler les orages qui deviennent appréciables, sont or-

ganisées dans la plupart de nos départements. Il serait dési-
rable que ces commissions fonctionnassent dans chaque
canton, et que les observateurs fussent assez zélés pour ne
laisser passer aucun phénomène accompagné d'éclairs et
de tonnerre, ou mêmes d'éclairs seulement sans le signaler.

Il serait à désirer aussi que les savants chargés de centra-
liser ces documents, prissent le soin de les coordonner rapidement et de les livrer bien complets à la publicité.

Mais ce n'est pas assez que d'engager des hommes studieux et dévoués à se livrer à des observations utiles ; il faut encore vulgariser les résultats qu'ils obtiennent ; ils les fournissent souvent avec une abnégation dont on devrait au moins les
récompenser en les mettant à même de se procurer, avec éco-
nomie, les renseignements fournis par ceux qui se livrent
comme eux à l'observation des mêmes phénomènes, sur les
différents points de la France !... Ce serait un moyen plus
assuré d'arriver à des déductions utiles.

Si le développement des orages est vraiment assujetti à
l'influence de la lune, il parait aussi être concomitant à
l'apparition des taches sur le soleil, car M. A. Poëy qui a
déjà démontré que les ouragans des Antilles coïncident avec
l'abondance de ces taches, tandis que les tempêtes et les
coups de vent violents de l'extrême nord de l'Atlantique
coïncident avec leur rareté, — M. Poëy vient de faire voir,
en s'appuyant sur les chiffres que j'ai posés, que les orages
se développent à Paris et à Fécamp, plus particulièrement
dans les années où les taches en question sont les plus
nombreuses. Je ne puis résumer ici les remarquables
notices insérées au nom de M. Poëy dans les comptes
rendus de l'Académie des Sciences (24 novembre et 8
décembre 1873) ; je me borne à dire que pour ce savant
« les taches solaires peuvent être considérées comme
un miroir qui réfléchit l'action combinée des influences
cosmiques que nous éprouvons ici-bas, et qu'il nous
faut remonter jusqu'aux tempêtes solaires pour y trouver

la source plus ou moins directe des tempêtes terrestres. »
C'est ainsi que s'élargit sans cesse le cercle dans lequel les
météorologistes doivent étendre leurs investigations s'ils
veulent arriver à trouver la clef des phénomènes inexpliqués
—objets de leurs études.

INFLUENCE EXERCÉE PAR LA LUNE SUR LE DÉVELOPPEMENT DES
PHÉNOMÈNES MÉTÉOROLOGIQUES. — Les résultats fort inatten-
dus auxquels nous venons d'arriver, en mettant bien en.
évidence ce fait considérable de la liaison des phénomènes
électriques, dont notre atmosphère est le théâtre, avec l'âge
de la lune, conduisent nécessairement à entreprendre l'étude
de l'influence exercée par cet astre sur le développement de
tous nos phénomènes météorologiques, quoique les opinions
actuellement admises doivent éloigner l'idée de se livrer à
une aussi fastidieuse recherche.

Malgré cela, j'ai tenu à examiner de près cette question,
et l'on trouvera dans les pages suivantes, les températures,
les jours de gelée, les pressions barométriques, l'état de
nébulosité du ciel et les jours de pluie, répartis numérique-
ment en nombres moyens, entre les jours de chaque lunaison. Je vais poser même les valeurs afférentes aux jours du
treizième mois lunaire, mais comme ce mois ne s'est présenté
à l'enregistrement que huit fois dans le courant des vingt
années d'observation, je dois faire remarquer que les nombres
moyens qui lui sont attribués ne sauraient servir pour faire
connaître sa valeur climatérique.

Toutes ces valeurs sont groupées et rendues sensibles au
premier coup-d'œil sur le diagramme IV, où les jours de
pluie figurés en lignes pointillées pour la treizième lunaison
représentent les moyennes calculées d'une période décennale.

Je grouperai ensuite, dans un dernier tableau, les moyennes
générales des nombres qui vont être posés;

Températures diurnes moyennes, déduites des observations faites à Fécamp pendant les années 1853 à 1872.

Jours de la Lune	Ire Lunaison	IIme Lunaison	IIIme Lunaison	IVme Lunaison	Ve Lunaison	VIme Lunaison
1	7°42	9°82	14°26	16°52	16°67	16°75
2	7 84	10 56	14 03	16 42	17 11	16 07
3	8 59	10 63	14 13	15 98	17 17	16 20
4	8 80	10 19	14 55	15 53	16 65	16 27
5	9 26	10 12	14 76	16 02	15 57	16 10
6	8 74	10 53	14 52	16 38	17 17	15 62
7	8 87	11 54	14 38	16 67	16 69	15 27
8	9 08	11 85	14 06	15 85	16 55	15 62
9	9 05	11 49	14 66	15 99	16 67	15 84
10	9 19	11 81	15 18	15 93	16 42	15 57
11	9 28	11 82	14 48	16 20	16 38	14 87
12	8 61	11 83	14 88	16 23	16 37	15 08
13	9 01	11 28	15 20	16 84	16 30	15 61
14	9 52	11 70	15 15	16 90	16 94	15 77
15	9 37	11 32	14 91	16 41	16 91	15 17
16	9 35	11 54	14 60	16 29	16 99	14 45
17	8 72	12 28	14 34	16 62	16 67	14 43
18	8 54	12 67	14 78	16 99	16 04	14 62
19	9 10	12 81	14 31	16 79	16 21	14 42
20	9 42	13 29	14 05	17 16	17 11	14 64
21	10 11	13 23	14 40	17 32	16 23	14 81
22	10 30	13 62	14 60	16 99	15 84	14 89
23	10 38	12 82	14 73	17 15	15 55	14 73
24	10 88	12 80	14 80	16 77	15 78	14 40
25	10 53	13 01	14 96	16 74	15 12	15 04
26	10 29	14 12	15 30	16 98	15 85	14 87
27	10 76	14 34	15 51	16 70	16 63	14 44
28	9 74	13 86	15 58	16 78	16 57	14 24
29	9 68	13 72	15 53	16 61	16 48	13 77
30	11 12	14 29	15 25	17 89	15 61	14 22

Températures diurnes moyennes déduites des observa-
vations faites à Fécamp pendant les années 1853 à
1872.

Jours de la lune	VIIme Lunaison	VIIIme Lunaison	IXme Lunaison	Xme Lunaison	XIme Lunaison	XIIme Lunaison	XIIIme Lunaison
1	13 54	9 33	5 28	3 80	4 25	5 03	6 72
2	13 40	8 80	5 22	4 68	4 62	4 65	6 10
3	13 18	9 09	4 83	4 14	4 28	4 37	6 25
4	13 —	8 67	5 07	4 90	4 75	4 14	6 25
5	12 73	9 08	4 79	4 —	5 20	4 05	6 06
6	13 24	9 35	6 —	3 78	5 12	5 05	5 20
7	13 25	8 66	5 67	3 88	4 36	5 61	5 80
8	12 72	7 93	5 06	3 77	5 13	5 53	6 34
9	12 66	7 62	5 01	4 40	4 13	6 19	5 81
10	12 67	7 65	4 96	4 26	3 48	6 37	6 03
11	13 12	8 22	5 52	4 34	3 10	6 36	5 71
12	12 30	8 24	4 90	4 81	2 98	6 32	4 95
13	12 68	7 63	4 64	3 97	3 43	6 88	5 21
14	12 57	7 25	4 85	4 21	3 99	6 35	5 12
15	11 77	7 45	5 37	4 83	4 33	6 02	5 29
16	11 16	6 88	5 93	5 —	3 86	6 23	5 92
17	11 49	6 10	6 16	3 27	4 88	5 84	5 49
18	12 84	6 15	4 93	3 90	5 09	5 03	5 77
19	12 76	6 39	4 72	4 14	4 75	5 78	7 29
20	11 94	6 80	5 05	4 —	4 63	5 78	7 70
21	11 55	7 37	5 46	3 62	5 07	5 82	9 18
22	11 37	6 82	5 63	3 33	4 96	6 —	9 80
23	11 08	6 19	4 12	3 98	4 82	5 56	8 72
24	10 48	5 83	3 85	3 98	4 71	5 52	8 69
25	10 10	6 36	2 76	4 89	4 69	5 71	8 86
26	9 02	6 56	1 99	4 10	4 70	6 10	9 57
27	9 74	6 95	3 22	4 03	5 12	6 20	9 63
28	9 10	6 26	3 88	3 40	5 47	6 76	8 83
29	9 11	5 96	2 57	3 40	5 72	6 80	8 83
30	9 44	5 71	2 55	3 87	6 48	7 09	8 60

Distribution du nombre des gelées observées à Fécamp pendant les années 1853 à 1872.

Jours de la Lune	Iʳᵉ Lunaison	VIIᵐᵉ Lunaison	VIIIᵐᵉ Lunaison	IXᵐᵉ Lunaison	Xᵐᵉ Lunaison	XIᵐᵉ Lunaison	XIIᵉ Lunaison	XIIIᵐᵉ Lunaison
1	1	»	»	5	6	3	4	1
2	3	»	»	5	3	5	7	2
3	2	»	1	7	5	6	6	1
4	2	»	1	4	4	3	5	»
5	1	»	2	3	3	5	8	»
6	1	»	1	»	7	3	4	1
7	»	»	1	3	10	3	4	»
8	»	»	1	4	6	4	4	»
9	1	»	3	6	4	5	5	1
10	»	»	1	5	3	9	4	1
11	»	»	3	3	3	7	2	1
12	1	»	2	4	6	7	3	2
13	»	»	2	3	7	8	3	1
14	»	»	1	5	6	7	1	3
15	»	»	1	3	4	4	2	3
16	»	»	3	1	4	6	2	1
17	»	»	4	2	6	6	3	2
18	1	»	4	4	6	3	3	2
19	»	»	5	4	7	3	1	»
20	1	»	3	4	6	4	5	2
21	»	»	1	4	8	4	2	»
22	»	»	3	3	4	5	3	»
23	»	»	4	5	5	7	1	»
24	»	»	4	6	7	6	3	»
25	»	»	2	9	5	5	4	»
26	»	»	3	8	6	5	1	»
27	»	»	1	7	6	3	2	»
28	»	1	»	9	4	4	2	»
29	»	2	3	7	3	3	»	1
30	»	»	2	6	»	»	»	»

Marche diurne moyenne du baromètre déduite des observations faites à Fécamp pendant les années 1853 à 1872.

Jours de la lune	Ire Lunaison	IIme Lunaison	IIIme Lunaison	IVme Lunaison	Vme Lunaison	VIme Lunaison
1	763 1	758 1	759 2	761 4	762 5	760 4
2	63 2	56 7	59 1	61 1	60 4	58 9
3	62 7	57 8	59 3	61 1	61 3	59 »
4	61 3	59 8	59 2	62 2	61 8	61 3
5	60 2	60 5	59 6	62 2	62 6	60 9
6	61 4	59 9	60 1	61 »	61 1	60 5
7	62 7	60 4	61 5	59 8	60 6	60 1
8	62 8	60 1	61 7	59 8	60 9	59 7
9	61 5	60 3	61 5	61 2	59 3	61 1
10	61 4	58 5	61 »	61 2	59 5	60 4
11	60 4	58 6	61 8	60 5	60 »	61 1
12	60 2	59 3	61 9	60 9	60 4	61 8
13	59 9	60 3	61 4	60 4	61 6	61 8
14	59 1	60 8	61 6	60 »	61 8	60 »
15	59 9	59 9	62 2	60 4	62 4	60 4
16	58 3	58 6	62 7	60 4	60 7	60 7
17	57 4	59 2	61 5	60 1	59 5	61 4
18	57 9	59 4	61 9	59 8	59 5	61 2
19	58 3	61 »	61 5	60 1	59 4	60 6
20	58 8	60 3	61 2	60 8	60 4	59 4
21	60 8	60 7	62 2	61 4	59 6	61 1
22	61 4	60 8	62 6	60 9	59 5	60 3
23	61 7	61 2	62 3	60 8	59 7	61 »
24	60 4	60 8	62 4	60 5	61 3	60 3
25	59 »	61 6	62 2	60 7	62 2	60 »
26	59 3	60 5	61 9	61 5	61 1	60 4
27	58 »	60 »	62 4	61 9	59 7	60 7
28	58 2	60 5	62 »	62 8	59 »	61 6
29	58 6	59 8	62 4	62 5	60 »	61 7
30	57 2	58 8	61 5	62 7	61 5	59 1

Marche diurne moyenne du baromètre, déduite des observations faites à Fécamp pendant les années 1853 à 1872.

Jours de la lune	VIIme Lunaison	VIIIme Lunaison	IXme Lunaison	Xme Lunaison	XIme Lunaison	XIIme Lunaison	XIIIme Lunaison
1	759 6	758 9	760 9	759 »	757 7	760 2	757 2
2	60 8	57 6	60 4	60 »	58 5	59 7	59 4
3	60 7	58 1	60 6	58 9	58 2	59 8	60 »
4	61 »	58 8	60 5	59 3	57 9	60 6	57 8
5	59 8	59 1	60 3	59 7	59 »	61 7	54 1
6	61 »	60 6	59 3	60 7	60 7	61 8	57 1
7	61 2	62 3	59 1	60 7	61 2	61 3	58 2
8	60 8	61 6	59 4	60 4	58 7	61 1	55 6
9	60 9	62 4	57 5	59 7	61 3	59 8	58 5
10	60 3	61 2	56 5	59 9	62 9	60 4	60 4
11	59 8	60 9	57 3	57 8	61 3	58 9	62 5
12	60 »	60 7	57 9	58 1	61 8	59 »	63 2
13	56 9	60 5	58 7	57 5	60 7	59 2	61 5
14	56 3	60 2	58 8	57 5	60 1	56 4	61 4
15	57 5	60 7	57 8	58 4	60 1	56 9	57 6
16	57 2	61 7	57 4	58 9	62 3	57 8	53 1
17	55 7	61 9	57 3	58 2	61 9	58 »	53 »
18	55 8	59 7	60 1	57 9	62 5	58 2	55 »
19	56 2	58 1	58 9	58 9	62 2	57 5	55 7
20	57 2	57 5	58 9	59 »	60 2	58 1	56 1
21	58 1	57 9	59 3	59 6	59 9	56 »	56 1
22	57 5	58 8	59 9	59 5	61 7	56 1	55 7
23	59 6	59 4	60 6	60 6	63 6	57 3	54 6
24	59 4	60 »	60 8	59 6	63 4	58 9	55 5
25	60 2	58 7	60 2	57 6	63 1	58 »	56 8
26	59 3	59 7	62 9	58 8	61 5	59 2	57 5
27	59 4	59 8	60 8	60 6	62 1	60 »	60 1
28	60 2	61 2	59 7	59 9	61 2	58 8	63 1
29	56 1	60 3	58 2	58 5	60 9	57 7	61 9
30	53 3	60 »	60 2	61 3	63 9	60 »	63 5

Intensité diurne moyenne de la nébulosité, déduite des observations faites à Fécamp pendant les années 1853 à 1872.

Dates	Janvier	Février	Mars	Avril	Mai	Juin
1	0 73	0 73	0 60	0 56	0 58	0 56
2	0 58	0 77	0 57	0 62	0 46	0 62
3	0 62	0 54	0 58	0 50	0 57	0 54
4	0 65	0 61	0 59	0 58	0 58	0 59
5	0 73	0 69	0 60	0 52	0 32	0 51
6	0 74	0 83	0 63	0 55	0 42	0 62
7	0 67	0 62	0 56	0 52	0 50	0 68
8	0 59	0 61	0 61	0 66	0 51	0 47
9	0 70	0 58	0 78	0 55	0 56	0 54
10	0 80	0 60	0 65	0 55	0 68	0 45
11	0 75	0 64	0 65	0 52	0 58	0 59
12	0 60	0 63	0 58	0 52	0 60	0 48
13	0 68	0 62	0 63	0 51	0 68	0 40
14	0 64	0 57	0 77	0 56	0 53	0 41
15	0 73	0 61	0 66	0 51	0 59	0 52
16	0 65	0 64	0 65	0 62	0 50	0 61
17	0 76	0 55	0 70	0 54	0 41	0 67
18	0 78	0 55	0 64	0 47	0 49	0 58
19	0 61	0 63	0 57	0 41	0 39	0 66
20	0 65	0 60	0 58	0 46	0 46	0 63
21	0 62	0 59	0 74	0 47	0 45	0 54
22	0 73	0 71	0 67	0 55	0 50	0 53
23	0 74	0 69	0 62	0 51	0 60	0 52
24	0 56	0 68	0 55	0 37	0 42	0 43
25	0 54	0 55	0 51	0 45	0 51	0 53
26	0 51	0 73	0 65	0 45	0 44	0 44
27	0 62	0 65	0 44	0 55	0 63	0 47
28	0 60	0 52	0 58	0 71	0 58	0 41
29	0 65	0 46	0 59	0 50	0 62	0 45
30	0 77	—	0 54	0 55	0 59	0 48
31	0 71	—	0 53	—	0 64	—

Intensité diurne moyenne de la nébulosité, déduite des observations faites à Fécamp pendant les années 1853 à 1872.

Dates	Juillet	Août	Septembre	Octobre	Novembre	Décembre
1	0 58	0 40	0 47	0 54	0 67	0 62
2	0 51	0 53	0 60	0 59	0 66	0 54
3	0 54	0 53	0 49	0 56	0 50	0 59
4	0 49	0 53	0 41	0 54	0 67	0 67
5	0 37	0 46	0 45	0 55	0 75	0 69
6	0 53	0 49	0 54	0 59	0 63	0 79
7	0 53	0 56	0 59	0 66	0 61	0 82
8	0 51	0 63	0 56	0 56	0 83	0 68
9	0 50	0 60	0 57	0 57	0 65	0 76
10	0 43	0 51	0 56	0 59	0 66	0 67
11	0 55	0 50	0 46	0 78	0 62	0 63
12	0 52	0 41	0 38	0 73	0 52	0 71
13	0 61	0 40	0 62	0 66	0 62	0 66
14	0 51	0 55	0 56	0 65	0 76	0 78
15	0 44	0 53	0 50	0 64	0 73	0 77
16	0 57	0 57	0 46	0 67	0 67	0 87
17	0 49	0 55	0 59	0 66	0 74	0 82
18	0 39	0 57	0 48	0 70	0 62	0 74
19	0 55	0 62	0 52	0 66	0 60	0 63
20	0 47	0 65	0 55	0 67	0 53	0 70
21	0 45	0 58	0 61	0 62	0 70	0 88
22	0 53	0 58	0 65	0 71	0 77	0 76
23	0 54	0 47	0 67	0 65	0 61	0 81
24	0 63	0 47	0 62	0 60	0 66	0 64
25	0 57	0 44	0 49	0 64	0 80	0 61
26	0 53	0 46	0 45	0 68	0 76	0 60
27	0 56	0 47	0 49	0 67	0 73	0 69
28	0 55	0 41	0 58	0 60	0 68	0 65
29	0 54	0 54	0 63	0 63	0 67	0 72
30	0 40	0 52	0 46	0 69	0 71	0 66
31	0 46	0 50	—	0 67	—	0 77

Intensité diurne moyenne de la nébulosité, déduite des observations faites à Fécamp pendant les années 1853 à 1872.

Jours de la lune	Iʳᵉ Lunaison	IIᵐᵉ Lunaison	IIIᵐᵉ Lunaison	IVᵐᵉ Lunaison	Vᵐᵉ Lunaison	VIᵐᵉ Lunaison
1	0 44	0 55	0 52	0 47	0 34	0 55
2	0 38	0 54	0 53	0 47	0 59	0 51
3	0 36	0 69	0 58	0 53	0 54	0 58
4	0 48	0 60	0 61	0 47	0,50	0 60
5	0 53	0 59	0 62	0 52	0,44	0,50
6	0 49	0 55	0 61	0 55	0 56	0 40
7	0 41	0 45	0 52	0 48	0 57	0 43
8	0 40	0 50	0 56	0 45	0 47	0 53
9	0 50	0 44	0 57	0 43	0 55	0 54
10	0 53	0 41	0 55	0 57	0 54	0 57
11	0 46	0 41	0 60	0 58	0 50	0 52
12	0 45	0 43	0 58	0 53	0 55	0 51
13	0 57	0 57	0 53	0 49	0 44	0 58
14	0 62	0 39	0 53	0 58	0 37	0 61
15	0 47	0 42	0 44	0 54	0 45	0 55
16	0 38	0 45	0 33	0 46	0 66	0 51
17	0 51	0 59	0 43	0 55	0 62	0 51
18	0 52	0 57	0 50	0 63	0 61	0 49
19	0 59	0 51	0 62	0 58	0 66	0 60
20	0 62	0 67	0 62	0 56	0 60	0 55
21	0 60	0 42	0 52	0 51	0 63	0 50
22	0 48	0.47	0 66	0 48	0 48	0 62
23	0 42	0 52	0 49	0 54	0 52	0 66
24	0 50	0 56	0 42	0 51	0 56	0 61
25	0 59	0 51	0 41	0 52	0 56	0 54
26	0 52	0 53	0 55	0 50	0 49	0 51
27	0 58	0 55	0 56	0 54	0 50	0 48
28	0 67	0 65	0 51	0 46	0 51	0 47
29	0 69	0 60	0 40	0 44	0 54	0 42
30	0 64	0 59	0 49	0 45	0 66	0 45

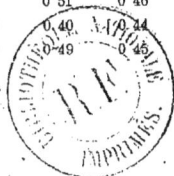

Intensité diurne moyenne de la nébulosité, déduite des observations faites à Fécamp pendant les années 1853 à 1872.

Jours de la lune	VIIme Lunaison	VIIIme Lunaison	IXme Lunaison	Xme Lunaison	XIme Lunaison	XIIme Lunaison	XIIIme Lunaison
1	0 47	0 73	0 58	0 87	0 79	0 61	0 59
2	0 54	0 67	0 62	0 71	0 65	0 55	0 49
3	0 58	0 67	0 56	0 71	0 73	0 58	0 40
4	0 46	0 72	0 65	0 74	0 78	0 55	0 55
5	0 56	0 80	0 78	0 83	0 67	0 46	0 74
6	0 53	0 68	0 72	0 73	0 72	0 54	0 53
7	0 46	0 56	0 66	0 53	0 66	0 59	0 64
8	0 55	0 53	0 72	0 79	0 70	0 64	0 52
9	0 63	0 53	0 77	0 76	0 62	0 70	0 65
10	0 63	0 62	0 67	0 73	0 51	0 68	0 67
11	0 63	0 66	0 70	0 84	0 57	0 66	0 53
12	0 52	0 63	0 63	0 76	0 64	0 60	0 63
13	0 68	0 68	0 64	0 69	0 75	0 66	0 55
14	0 67	0 72	0 65	0 83	0 63	0 64	0 55
15	0 61	0 69	0 73	0 77	0 75	0 67	0 59
16	0 57	0 76	0 81	0 57	0 67	0 60	0 69
17	0 67	0 53	0 73	0 75	0 69	0 67	0 78
18	0 77	0 65	0 68	0 59	0 73	0 66	0 61
19	0 65	0 57	0 72	0 61	0 72	0 63	0 57
20	0 67	0 74	0 73	0 62	0 78	0 70	0 43
21	0 59	0 75	0 80	0 70	0 59	0 59	0 59
22	0 73	0 76	0 70	0 58	0 61	0 59	0 65
23	0 68	0 66	0 69	0 56	0 46	0 61	0 85
24	0 72	0 65	0 63	0 53	0 58	0 53	0 77
25	0 69	0 63	0 58	0 68	0 49	0 60	0 71
26	0 64	0 62	0 54	0 69	0 60	0 68	0 74
27	0 61	0 79	0 63	0 57	0 61	0 73	0 60
28	0 65	0 68	0 73	0 68	0 61	0 71	0 56
29	0 75	0 67	0 71	0 68	0 56	0 75	0 42
30	0 80	0 78	0 66	0 61	0 69	0 68	0 63

Distribution moyenne diurne des jours de pluie observés à Fécamp pendant les années 1853 à 1872

Dates	Janvier	Février	Mars	Avril	Mai	Juin
1	4 5	6 »	5 »	5 »	5 5	5 »
2	5 »	6 »	5 5	5 »	4 »	5 »
3	5 5	5 5	5 »	5 5	3 5	6 5
4	5 »	3 5	4 »	4 »	6 5	5 »
5	5 5	6 5	5 5	8 5	8 5	3 »
6	6 5	6 »	4 5	4 »	1 »	4 »
7	6 5	6 5	4 »	3 »	3 5	6 5
8	6 »	6 »	6 5	5 »	4 »	4 »
9	5 »	5 »	7 5	7 5	5 »	5 »
10	6 »	5 5	5 »	5 5	6 5	5 »
11	4 5	4 »	4 5	3 5	4 »	4 5
12	5 »	4 5	4 »	4 5	6 »	8 5
13	6 »	6 »	6 »	5 5	6 »	5 »
14	5 5	2 5	6 5	4 »	5 »	4 »
15	5 »	4 »	7 »	4 5	4 »	4 »
16	5 5	4 5	5 5	4 »	5 5	5 5
17	5 5	5 »	6 5	3 5	4 5	8 h
18	7 »	4 5	4 5	2 »	2 5	5 »
19	5 »	4 »	7 »	2 »	4 »	6 »
20	7 »	5 »	4 5	3 »	2 5	7 »
21	6 5	4 5	4 »	4 »	4 »	4 »
22	7 »	4 »	6 »	3 5	5 »	3 »
23	8 5	5 5	4 5	6 »	3 5	5 5
24	7 »	4 5	3 5	5 »	4 »	2 5
25	6 5	5 5	4 5	4 5	4 5	4 5
26	4 5	4 »	4 5	3 »	5 »	4 5
27	5 «	5 5	4 5	8 5	5 5	3 5
28	6 »	5 »	5 »	4 5	5 5	3 »
29	6 5	4 »	5 »	6 »	4 »	8 5
30	6 5	—	5 5	5 »	4 5	4 »
31	7 »	—	5 5	—	3 5	—

Distribution des jours de pluie observés à Fécamp pendant les années 1853 à 1872.

Dates	Juillet	Août	Septembre	Octobre	Novembre	Décembre
1	3 5	3 5	4 5	5 »	5 »	6 »
2	3 5	2 5	3 »	5 »	5 »	5 5
3	3 »	4 5	5 5	5 »	3 5	4 5
4	2 5	3 5	6 5	8 5	3 »	5 »
5	4 »	4 5	6 »	3 »	5 »	6 5
6	3 5	3 »	5 5	4 5	6 »	7 »
7	5 »	5 5	7 »	5 5	4 »	5 5
8	3 5	5 5	5 »	6 5	3 »	7 5
9	4 5	6 5	3 5	6 5	7 »	4 5
10	4 »	4 »	5 »	6 »	6 »	4 5
11	3 5	3 5	4 5	6 »	4 »	4 »
12	5 5	2 5	3 5	6 »	4 »	5 5
13	5 »	4 5	5 »	5 5	3 »	6 5
14	3 5	5 5	5 5	4 5	6 »	6 »
15	3 5	5 »	4 5	5 5	6 »	6 »
16	4 5	5 »	5 »	5 »	6 »	7 »
17	4 5	6 »	3 »	7 »	7 »	6 »
18	3 »	3 5	3 5	5 5	5 »	5 5
19	3 5	4 »	4 5	8 »	3 »	6 5
20	3 »	4 5	5 »	6 »	3 5	6 »
21	3 »	5 »	7 »	5 »	2 5	6 5
22	4 5	5 »	6 »	6 5	6 5	5 5
23	6 5	4 »	7 »	5 »	6 »	5 »
24	4 5	4 5	6 5	3 5	5 »	5 »
25	5 »	3 5	5 5	5 »	4 »	3 »
26	4 5	4 5	6 »	5 5	8 »	6 »
27	5 »	5 »	4 5	6 5	6 5	5 5
28	5 5	4 »	6 »	5 5	6 5	4 »
29	4 5	3 5	6 »	5 5	6 »	4 5
30	4 5	4 »	6 »	7 »	6 »	6 »
31	4 »	3 5	» »	5 5	» »	5 5

Distribution moyenne des jours de pluie observés à Fécamp pendant les années 1853 à 1872.

Jours de la Lune	Ire Lunaison	IIme Lunaison	IIIme Lunaison	IVme Lunaison	Ve Lunaison	VIme Lunaison
1	4 »	4 5	6 5	4 »	2 5	6 5
2	2 5	7 »	4 5	3 5	5 5	4 »
3	2 »	7 »	6 5	4 5	5 5	6 5
4	4 »	5 »	5 5	4 »	4 5	6 »
5	3 »	4 5	4 5	2 5	2 »	4 5
6	4 5	5 5	6 »	5 5	4 »	4 5
7	2 5	4 5	6 5	4 5	6 »	5 »
8	2 5	4 »	3 5	5 »	4 5	4 »
9	2 »	3 5	4 »	4 5	4 »	5 5
10	3 »	3 5	6 »	4 »	6 »	5 5
11	3 5	3 5	4 5	6 »	6 5	6 »
12	5 »	4 5	3 »	4 »	4 »	4 »
13	3 »	3 5	3 »	5 »	4 »	4 5
14	4 »	4 »	3 5	5 »	3 »	4 »
15	3 5	4 »	3 5	6 »	2 »	4 5
16	2 5	5 »	4 »	4 »	3 5	4 5
17	3 5	4 »	3 5	2 5	4 »	4 5
18	5 »	5 5	2 5	4 »	4 »	4 5
19	5 »	4 5	4 »	4 5	5 »	6 »
20	4 »	4 »	4 5	4 5	5 5	6 »
21	3 »	3 5	5 5	3 »	5 5	5 5
22	4 »	2 »	3 »	4 5	4 5	6 5
23	5 »	5 »	3 5	4 5	4 5	7 »
24	4 5	3 5	3 »	3 5	4 5	5 »
25	5 »	4 »	2 »	3 »	6 5	7 »
26	6 »	5 5	4 5	5 5	5 5	4 5
27	5 5	5 »	5 »	4 »	5 »	4 »
28	6 5	5 »	5 »	2 5	5 »	3 5
29	5 5	5 5	4 »	3 »	6 5	4 »
30	6 5	8 5	6 »	3 »	3 5	4 »

Distribution moyenne des jours de pluie observés à Fécamp pendant les années 1853 à 1872.

Jours de la lune	VIIme Lunaison	VIIIme Lunaison	IXme Lunaison	Xme Lunaison	XIme Lunaison	XIIme Lunaison	XIIIme Lunaison
1	5 »	6 5	7 5	4 »	7 »	5 »	3 »
2	5 »	7 5	4 5	5 5	6 »	4 5	2 »
3	4 »	6 5	5 »	5 »	7 5	4 »	1 »
4	4 5	5 5	5 »	6 5	7 5	5 5	2 »
5	3 »	6 »	5 5	8 »	9 »	4 5	1 5
6	5 »	7 »	5 5	7 5	7 »	3 »	2 »
7	4 5	5 5	5 »	5 5	5 5	4 »	2 »
8	3 5	4 »	5 5	6 »	5 5	3 5	2 5
9	5 5	4 »	4 5	6 »	5 5	6 5	2 »
10	4 5	4 5	5 5	6 »	3 5	5 »	1 5
11	5 »	4 5	6 5	6 5	8 »	5 »	2 5
12	4 5	5 5	5 »	5 »	5 »	6 »	1,5
13	4 »	5 5	4 5	5 5	6 »	4 5	2 5
14	6 »	4 5	4 »	6.5	4 »	4 5	2 »
15	6 »	5 »	5 »	7 5	5 5	6 5	2 »
16	5 »	2 5	6 »	5 5	3 »	6 5	2 5
17	4 5	4 5	5 »	4 5	5 5	5 »	2 5
18	6 5	4 »	8 5	5 5	5 5	7 »	3 »
19	7 »	5 »	6 »	4 5	5 5	6 »	3 »
20	7 5	5 5	6 »	6 5	5 »	4 5	2 »
21	6 »	6 5	5 5	7 »	4 »	6 5	2 »
22	5 »	4 5	5 5	6 »	5 5	5 5	2 5
23	7 5	4 5	5 5	5 »	5 »	6 5	3 »
24	7 »	4 5	4 5	5 »	3 »	6 »	3 »
25	7 »	6 5	4 »	6 5	4 5	5 5	2 5
26	5 »	6 »	5 5	6 »	4 »	4 »	3 »
27	5 »	7 »	6 5	7 »	7 »	5 5	3 5
28	6 »	5 »	4 5	6 »	3 5	4 5	2 »
29	6 5	6 5	5 »	6 5	5 »	6 »	1 5
30	6 »	4 »	4 »	6 5	5 »	6 »	» »

Distribution diurne moyenne des phénomènes météorologiques observés à Fécamp pendant les périodes
lunaires des années 1853 à 1872.

(MOYENNES GÉNÉRALES DE TOUTES LES LUNAISONS)

Jours de la Lune	Marche de la Température	Pression atmosphériq. — Baromètre	État du ciel — Nébulosité	Jours de Pluie — Total moyen de chaque année	ORAGES		
					Total moyen de 10 années lunaires à Fécamp	Total pour les 6 pre- mières lunaisons de la période de 87 ans	
						à Fécamp	à Paris
1	9°93	759°71	0.58	5 4	6 5	43 5	30
2	9 96	59 67	0.56	5 »	7 5	34 8	37
3	9 91	59 81	0.58	5 1	8 »	43 5	37
4	9 90	60 12	0.59	5 8	4 »	21 7	34
5	9 83	59 98	0.62	4 7	6 »	34 8	30
6	10 05	60 40	0.58	5 4	4 »	17 4	21
7	10 01	60 70	0.53	4 9	7 5	56 6	27
8	9 96	60 20	0.57	4 3	6 5	34 8	27
9	9 96	60 38	0.59	4 6	5 »	30 4	39
10	9 96	60 28	0.59	4 7	5 5	43 5	47
11	9 93	60 30	0.59	5 1	3 5	30 5	32
12	9 77	60 40	0.57	4 6	5 »	30 4	36
13	9 86	60 08	0.60	4 5	4 »	21 7	29
14	10 02	59 54	0.60	4 5	5 »	34 8	45
15	9 93	59 54	0.59	4 9	4 5	30 4	46
16	9 86	59 22	0.57	4 5	3 5	26 1	32
17	9 71	58 85	0.62	4 4	6 5	34 8	33
18	9 80	59 14	0.62	5 »	9 »	56 6	40
19	9 96	59 11	0.62	5 4	7 5	47 9	28
20	10 12	59 07	0.64	5 3	2 5	17 4	28
21	10 32	59 36	0.60	5 1	6 5	39 1	45
22	10 32	59 60	0.60	4 8	6 5	39 1	36
23	9 99	60 18	0.59	5 5	4 »	26 1	32
24	9 88	60 25	0.58	4 8	5 »	26 1	26
25	9 87	60 02	0.58	5 2	6 »	30 4	34
26	9 93	60 28	0.59	5 4	7 5	39 1	39
27	10 25	60 42	0.60	5 8	6 5	43 5	43
28	10 —	60 63	0.61	4 8	4 5	30 4	49
29	9 38	60 15	0.59	5 2	6 »	47 9	41
30	10 16	60 23	0.62	4 8	6 »	34 8	19

Les nombres groupés dans ce dernier tableau permettent
maintenant de résoudre le problème que je m'étais posé :

*La Lune exerce-t-elle une influence sensible sur le développe-
ment des phénomènes météorologiques qui s'accomplissent au
sein de notre atmosphère?*

La réponse ne me parait pas douteuse, et je me crois autorisé à la formuler ainsi :

Oui, cette influence s'exerce, mais elle s'accuse d'une façon différente, quoique peu prononcée, sur le thermomètre et sur le baromètre !

En dehors de l'attraction qui fait sentir ses effets sur l'atmosphère comme sur la mer, elle est due surtout à l'action des radiations solaires reçues par notre satellite qui nous renvoie sa chaleur, en proportions toujours croissantes, au plus tard depuis le deuxième octant jusqu'au dernier quartier, et en proportions décroissantes depuis le commencement de celui-ci jusqu'au retour du premier octant.

Pour être peu, *bien peu* sensible, l'influence exercée par la lune ne me parait plus contestable en présence des chiffres posés dans le tableau suivant, et de ceux qui seront posés encore un peu plus loin :

	ÉTAT DE LA LUNE					
NATURE DES PHÉNOMÈNES OBSERVÉS	ENTRE LES QUADRATURES			ENTRE LES SYZYGIES		
	du dernier quartier au premier (Astre obscur)	du premier quartier au dernier (Astre éclairé)	Différence en faveur de la phase obscure	Pendant les 15 jours du croissant	Pendant les 15 jours du décours	Différence en faveur de la deuxième quinzaine
Température diurne moyenne............	9°969	9°965	0°004	9°932	10°002	0°070
Pression barométrique diurne moyenne.....	760ᵐ170	759ᵐ668	0ᵐ502	760ᵐ071	759ᵐ767	—0ᵐ304
État du ciel : nébulosité diurne moyenne...	0.587	0.598	—0.011	0.583	0.602	0.019
Total observé des jours { de pluie......	2008	1867	141	1903	1972	69
d'orage......	178	162	16	165	175	10

Ainsi, on le voit maintenant, pendant les 15 jours qui séparent le premier quartier du dernier, la température diurne est en moyenne, 0°004 plus faible qu'elle ne l'est, en moyenne aussi, pendant les 15 jours qui s'écoulent du der-

nier quartier d'une lunaison au premier quartier de la suivante. Pendant cette seconde période la pression atmosphérique est plus intense, et si la puissance de la nébulosité y
est un peu moins prononcée, le nombre des jours de pluie,
comme celui des orages, y deviennent prépondérants. Sous
ce rapport les 8 derniers jours de la lune qui finit, et les 7
ou 8 premiers de celle qui lui succède voient s'aggraver d'un
treizième la valeur pluviogénique de la période qu'ils représentent, comparée à la même valeur des 15 jours précédents
ou suivants, comme ils voient s'augmenter d'un dixième les
chances d'apparition des orages.

En outre, pendant la décroissance de la lune, entre les
syzygies, tous les phénomènes météorologiques s'accusent
plus énergiquement : la température s'élève pour la moyenne
diurne, de 0°07, et, conséquence immédiate, la pression de
l'air diminue, le ciel s'obscurcit davantage, quoique bien
peu, tandis que le nombre des jours de pluie comme celui
des orages devient plus considérable ; les jours de pluie aug-
mentent de près de 4 pour cent et ceux d'orages de 6.

Ces résultats me paraissent incontestables : leur importance pourra sans doute se modifier en s'aggravant,
ou bien en s'améliorant, lorsqu'ils s'appuiront sur un
plus grand nombre de phénomènes enregistrés ; mais je
dois faire remarquer que tels ils sont, je les ai obtenus en
me basant sur des observations suivies régulièrement sans
interruption pendant vingt années qui concordent, grâce à
leur continuation en janvier 1873, avec une période de 248
mois lunaires. Il s'expliquent bien, en ce qui concerne la
température, par cette considération que le globe lunaire
conserve et emmagasine d'abord une plus grande somme de
la chaleur qu'il reçoit du soleil, qu'il n'en rayonne; ce n'est
que lorsqu'il est entré dans sa période d'illumination dé-
croissante qu'il commence à renvoyer dans l'espace, au sein
duquel il gravite, les quantités excédentes qu'il avait gardées,
de telle façon que le retour à sa température froide initiale
ne s'accomplit que dans les jours qui suivent la néoménie,

et peut-être même le premier octant, ainsi qu'on le verra plus loin.

L'étude de l'influence exercée par la lune sur la marche du baromètre a, de tous temps, été l'une des préoccupations des hommes qui consacrent leur temps à l'étude des phénomènes météorologiques. Sous ce rapport, Toaldo Vicentin, Flaugergues et Bouvard, sont arrivés à des résultats importants qui sont souvent d'accord avec ceux que j'ai obtenus moi-même, mais qui cependant, j'ai le regret de l'avouer, ne s'y trouvent pas toujours. Ainsi, par exemple, je constate que si l'on compare les mouvements de l'atmosphère avec celui des marées, l'amplitude des oscillations est beaucoup plus considérable qu'on ne l'a supposé.

Cela est certain, car, si l'on tient compte de ce fait que dans le port de Fécamp la mer est dans son plein à midi le troisième et le dix-septième jour de la lune, tandis qu'elle y est basse à la même heure le 10me et le 25me jour, la discussion des résultats fournit les indications suivantes :

$$
\text{A mer basse} \begin{cases} 10^{me} \text{ Jour de la Lune...... Pression} = 760^m28 \\ 25^{me} \quad \text{»} \quad \text{»} \quad \text{»} \quad \text{»} = 760\ 02 \\ \text{..................................} \quad \text{»} \quad \text{Moyenne} = 760^m15 \end{cases}
$$

$$
\text{A mer pleine} \begin{cases} 3^{me} \text{ Jour de la Lune...... Pression} = 759^m81 \\ 17^{me} \quad \text{»} \quad \text{»} \quad \text{»} \quad \text{»} = 758\ 85 \\ \text{..................................} \quad \text{»} \quad \text{Moyenne} = 759^m33 \end{cases}
$$

Différence en faveur des heures où la mer est basse........ 0.82

Cela correspond à une vague atmosphérique de 8^m62 d'épaisseur, si on la considère comme étant formée d'air normal pris au bord de la mer. Or, selon M. l'ingénieur Carlier, l'amplitude des marées, dans le port de Fécamp, est de 3^m30 en mortes eaux ordinaires, 7^m33 en vives eaux moyennes, et 8^m67 dans les plus grandes eaux d'équinoxe.

De ce qui précède il résulte d'une façon incontestable que le poids de la masse atmosphérique, envisagé toujours à la même heure, sur le même point, aux bords de la mer, aux différents âges de la lune, se modifie avec ces âges. La théorie rendait cela bien probable, et pourtant on l'a contesté !... Le doute n'est plus possible, et pour compléter les renseignements qu'à cet égard l'on peut déduire de mes observations, je vais poser de nouveaux chiffres pour des époques bien définies de l'existence de la lune ; je vais placer aussi en regard des pressions barométriques, les indications relatives à la marche du thermomètre. Ces indications nouvelles serviront ici à confirmer ce que j'ai dit précédemment (P. 104), relativement à la distribution de la chaleur à Fecamp pendant les diverses phases de la lune.

	Hauteur moyenne du baromètre	Températures diurnes moyennes
	—	—
Nouvelle lune..................	760ᵐ03	9°82
Premier octant..............	760 12	9 90
Premier quartier.............	760 45	9 98
Deuxième octant.............	760 35	9 85
Pleine lune..................	759 38	9 90
Troisième octant.............	759 11	9 96
Dernier quartier.............	759 89	10 16
Quatrième octant.............	760 35	10 09

L'intensité de la pression n'est pas accusée dans ce tableau comme elle l'est dans celui de Flaugergues (1), mais si, comme cet observateur, l'on établit une comparaison entre deux séries dont l'une comprend les pressions mesurées lors des syzygies, et l'autre celles qui sont appréciables au moment des quadratures, l'on arrive à des résultats plus concordants :

Hauteur moyenne du baromètre pendant
{ les Quadratures { 1ᵉʳ Quartier.......... 760ᵐ45 } 760ᵐ17
{ { 2ᵐᵉ id. .... 759 89 }
{ les Syzygies....... { Nouvelle Lune...... 760 03 } 759 70
{ { Pleine Lune........ 759 38 }

Différence..................... 0.47

_____

(1) Annuaire météorologique de l'observatoire central pour 1873. p. 51.

Flaugergues a trouvé 0.42. En discutant ses seize années d'observations jointes aux 40 années étudiées à Florence par le marquis Poleni, Toaldo a posé pour la différence quotidienne moyenne, à midi, $\frac{1}{15}$ de dixième de pouce anglais, ce qui correspond à 0^{mm}46. Tous ces nombres sont aussi concordants que possible, et prouvent bien que la hauteur du baromètre est plus considérable à midi dans les quadratures que dans les syzygies. Il doit en être ainsi au moins à Fécamp, puisqu'à cette heure, dans le port de cette ville, la mer est plus basse que haute dans les jours témoins du passage de l'astre à son premier comme à son dernier quartier.

Les comparaisons précédentes ont toutes été établies pour l'heure constante de midi. Cela était nécessaire en effet, puisque l'intensité de la pression se modifie de telle sorte que son minimum se fait sentir à quatre heures du soir, et son maximum vers dix heures de jour et de nuit, tandis que la moyenne s'accuse vers midi. Cette heure est donc particulièrement favorable pour ces sortes de comparaisons.

Pour compléter les renseignements que j'ai obtenus en recherchant l'influence exercée par la lune sur la production des météores, je dresse encore le tableau suivant dans lequel je fais connaître, pour les différents âges de cet astre, comme je viens de le faire d'ailleurs pour la température et la pression de l'air, la nébulosité diurne moyenne et le nombre total des jours de pluie et d'orages correspondant à chaque époque indiquée pour la période entière des 248 lunaisons étudiées.

	Nébulosité	Pluies	Orages
Nouvelle lune.........	0.597	134	13
Premier octant.......	0.590	137	8
Premier quartier....	0.550	122	14
Deuxième octant....	0.580	133	7
Pleine lune.............	0.580	122	8
Troisième octant....	0.620	141	15
Dernier quartier.....	0.595	133	11
Quatrième octant...	0.595	145	14

DERNIÈRES DÉDUCTIONS

Dans les pages qui précèdent j'ai établi la valeur météorologique des phénomènes qui caractérisent le climat de Fécamp, quand on les considère dans leurs valeurs mensuelles
et annuelles, et dans les oscillations extrêmes de leurs intensités.

Quant aux valeurs diurnes moyennes de chacun de ces
phénomènes, elles pourront et devront même se modifier
d'une façon sensible par une plus longue série d'observations, mais telles qu'elles ont été obtenues après vingt années
de recherches qui n'ont pas subi un seul instant d'interruption, elles offrent un intérêt d'autant plus grand que, posées
pour chaque jour moyen de chaque mois, comme pour
chaque jour moyen de chaque lunaison, elles accusent dans
l'un et l'autre cas des retours périodiques, bien accentués,
de certains accidents qui affectent d'une façon plus ou
moins énergique le thermomètre, le baromètre et le pluviomètre, ou bien qui se traduisent par le grondement du tonnerre plus ou moins souvent renouvelé.

Ces oscillations diurnes de l'intensité de chaque sorte de
phénomène sont bien mises en évidence sur les diagrammes
II, III et IV, et elles autorisent à penser que certains accidents
accusés d'une façon bien saillante par les sinuosités des diverses courbes se représentent avec une constance telle, à
certaines époques, que l'on peut admettre comme plus ou
moins probable le retour de leur manifestation à ces époques
déterminées.

Mais, il ne faut pas l'oublier, dans ces cas divers les probabilités doivent rester proportionnelles à l'intensité des on-
dulations des courbes, et malgré cette proportionnalité *ce
ne sont que des probabilités* auxquelles il ne faut pas trop se
fier ; car l'expérience fait voir que si le phénomène prévu dans
un sens se représente souvent dans ce sens, il se manifeste
quelque fois aussi dans un sens opposé. Ainsi par exemple,

les décroissances de température si constantes dans la période comprise entre le 7 et le 15 février ne se font pas toujours sentir et se trouvent remplacées, quoique rarement, par
un développement anormal de chaleur, comme j'en retrouve
la preuve sur le registre des observations faites en 1854.

C'est que les phénomènes météorologiques qui se passent
dans l'atmosphère, sur un point quelconque du Globe, à un
instant donné, sont toujours aussi la conséquence de faits
généraux ou particuliers, quelquefois accidentels, qui se
sont manifestés quelques jours auparavant sur d'autre points
de l'un ou l'autre hémisphère sans que nul renseignement précis puisse permettre à l'avance de déterminer la
certitude de leur apparition, et encore moins celle de leur
intensité.

Ainsi, et pour ne donner qu'un exemple, le golfe du Mexi-
que, soumis comme tous les points du globe à une insolation
dont l'intensité varie sans cesse, voit à chaque instant ses
eaux s'échauffer dans des limites variables, et communiquer
une température plus ou moins élevée au *Gulf-Stream,* ce
grand fleuve marin auquel il donne naissance et qu'il envoie
au travers de l'Atlantique réchauffer les côtes de la verte *Erin*
et celles du Cotentin, puis désaggréger les glaces accumulées
dans les régions polaires. Son action sur ces glaces s'exerce
alors avec une puissance qui se modifie nécessairement avec
sa température propre, et avec une intensité dont nul ne peut
calculer ni prédire à l'avance l'énergique action. Sous son
influence des *Icebergs* plus ou moins volumineux, plus ou
moins nombreux (et selon la remarque d'Agassis, formés de
glaçons agglomérés par la regélation), se détachent de la
glacière pour venir se fondre rapidement aux approches du
banc de Terre-neuve.

Si ces flottants ilots de glace sont rares, la température de
notre hémisphère s'élève; s'ils sont abondants elle s'abaisse
et occasionne, dans l'un comme dans l'autre cas, des modifications importantes dans la direction et l'intensité des cou-

rants atmosphériques ainsi que dans l'émission, le transport
et la condensation des vapeurs qui s'échappent sans cesse de
l'océan dans des proportions que rien non plus ne permet de
calculer à l'avance.

Maintenant, à l'appui de l'opinion que je soutiens, je dois
rappeler celle émise par M. Poëy, selon laquelle il faut remonter jusqu'aux tempêtes solaires pour trouver l'explication des
tempêtes terrestres. M. Faye avait déjà émis une pensée analogue, lorsque dans son intéressante étude sur la constitution physique du Soleil publiée dans l'annuaire du Bureau des
Longitudes pour 1873, il s'est exprimé ainsi: « les forces
» mises en jeu sur le Soleil doivent réagir plus ou moins
» directement sur nous, et donner la clef de bien des phéno-
» mènes terrestres encore inexpliqués. »

Or, si les opinions de MM. Faye et Poëy sont fondées, —
et tout porte à croire qu'elles le sont, — il est certain que le
développement de ces forces, perturbatrices par rapport à
nous, dans la photosphère de l'Astre resplendissant, et que
leurs irradiations s'accomplissent aujourd'hui dans des conditions telles que nous ne saurions, pas plus que dans les
cas précédents, en opérer la mesure, ni même en pressentir
l'intensité; de telle sorte aussi que l'influence qu'elles exercent sur la production de nos météores ne saurait elle-même
être prévue à l'avance.

D'ailleurs, les astronomes sont tous d'accord aujourd'hui
sur ce fait singulièrement intéressant pour nous, que notre
Soleil, avec son cortége de planètes qu'il maintient asservies
dans le cercle de son attraction, se transporte vers le point
de l'espace céleste dans lequel nous apercevons la constel-
lation d'Hercule; et cela avec une vitesse moyenne de 7780
mètres par seconde; de telle sorte, enfin, que selon l'heu-
reuse expression de M. Littré, la Terre en décrivant son
orbite « ne retombe jamais dans le même sillon, et que les
» régions célestes par où elle passe lui sont, à vrai dire,
» toujours nouvelles. »

Or, qui pourrait affirmer que dans ce long et éternel

voyage au travers d'un Espace toujours nouveau pour elle, la Terre ne se trouve pas assujettie sans cesse à des influences d'intensité variable, dont la mesure ne nous sera jamais permise, et dont la puissance, pas plus que la nature, ne sauraient être pressenties quoi qu'elles puissent exercer à chaque instant une influence prépondérante sur le développement et la manifestation de nos accidents climatériques ? Le retour périodique des étoiles filantes, au commencement de février, vers le 1er mai, le 10 août et le 10 novembre, ne nous offre-t-il pas déjà l'exemple d'un phénomène cosmique dont l'influence s'accuse chez nous par l'abaissement de la température ?

Eh bien ! si tout cela est vrai, il en résulte que la prévision du temps, que la prédiction à longue échéance des phénomènes météorologiques reste toujours chose incertaine; l'on doit donc se contenter de ces probabilités que l'étude met en évidence, et dont la valeur s'accroîtra avec la longueur des séries d'observation.

Sans doute l'on peut souvent indiquer avec exactitude quelle sera la marche, sur un parcours fort étendu, d'un ensemble de phénomènes bien caractérisés *que l'on voit apparaître et se propager de proche en proche dans une direction bien définie*, mais la liaison des observatoires par le télégraphe électrique peut seule permettre d'arriver à cet heureux résultat. Et encore, des causes d'erreur se présentent-t-elles même dans ces conditions, ainsi que l'attestent ces passages d'une lettre que M. Leverrier m'a fait l'honneur de m'adresser il y a quelque temps déjà :

« Vous vous occupez de montrer qu'on ne peut prédire » le temps à longue échéance. Vous avez bien raison, et » même les prévisions nécessaires à la marine ne peuvent » être faites avec sécurité que peu d'heures à l'avance. Com- » ment savoir, en effet, si un coup de vent qui apparait » dans le nord de l'Ecosse se propagera vers la Bretagne ou » vers le Danemark ? L'inflexion des courbes barométriques

» peut être trompeuse, et le seul moyen de prononcer avec
» certitude serait de constater ensuite la direction du fléau. »

Cette opinion de l'illustre astronome est confirmée dans
un rapport placé en tête du *Dayly Bulletin of Weather
reports, etc.*, (1) que j'ai sous les yeux, et qui a été traduit
pour la *Société Havraise d'Études diverses*, par M. Léchaut.
L'auteur de ce remarquable et important ouvrage, le général
Albert J. Myer, s'exprime ainsi :

« Nous tenons à rendre également publics nos succès et
» nos défaites. D'autres pourront ainsi, encouragés par les
» premières, et prémunis par les secondes, poursuivre les
» théories qui nous ont donné la réussite, et éviter les causes
» d'erreur qui ont produit nos insuccès. Nous devions nous
» permettre peu, et encore moins d'hésitation. Notre action
» doit être prompte.... et il faut que les signaux d'avertisse-
» ment soient hissés, alors que la sagesse scientifique récla-
» merait un délai, si c'était possible, pour la justification de
» nos appréciations. »

Quoi qu'il en soit, dans l'état actuel de la science, et en
dehors des circonstances où l'on cherche à préjuger la marche de certains phénomènes en cours de développement, il
ne me paraît pas plus possible aujourd'hui qu'il y a dix ans
de faire plus, au point de vue de la pronostication du temps,
que de déterminer la loi des probabilités en vertu de laquelle
chaque série de phénomènes dont l'atmosphère peut être le
théâtre, devient appréciable dans une circonscription bien
délimitée.

Mais à ce point de vue, l'on peut obtenir des renseigne-

---

(1) *Bulletin quotidien des observations météorologiques du service des
signaux des États-Unis*, pour le mois de septembre 1872. 1 vol. in-f°,
avec 90 tableaux et 90 cartes résumant les observations recueillies trois
fois par jour dans 72 lieux différents de la vaste confédération améri-
caine, dans le but d'arriver à une pronostication utile pour la marine.

ments utiles, car cette loi tend à bien se formuler, et telle qu'elle se déduit déjà des faits consignés dans ce mémoire, elle est suffisante pour encourager les météorologistes à persévérer dans leurs études, puisque le mode de distribution des orages que j'ai signalé m'a quelquefois permis de prédire avec succès des conflagrations contre lesquelles des cultivateurs occupés aux travaux de la moisson, et prévenus à temps, étaient heureux de pouvoir se prémunir.

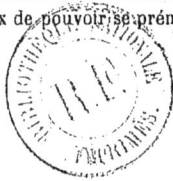

Havre. — Imp. Lepelletier.

Diagramme III.

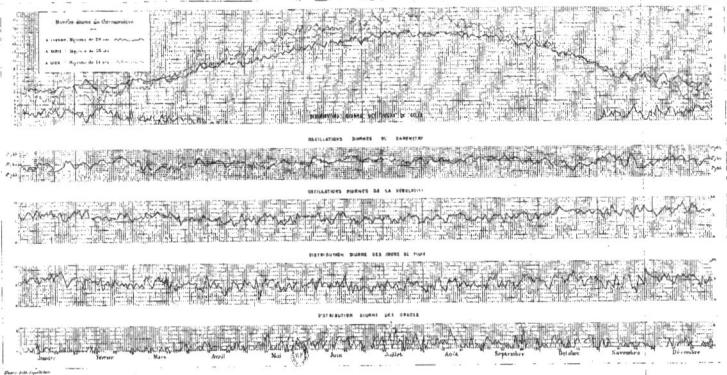

Distribution moyenne des phénomènes Météorologiques observés à Tinasco pendant les années 1852 à 1872

Diagramme III.

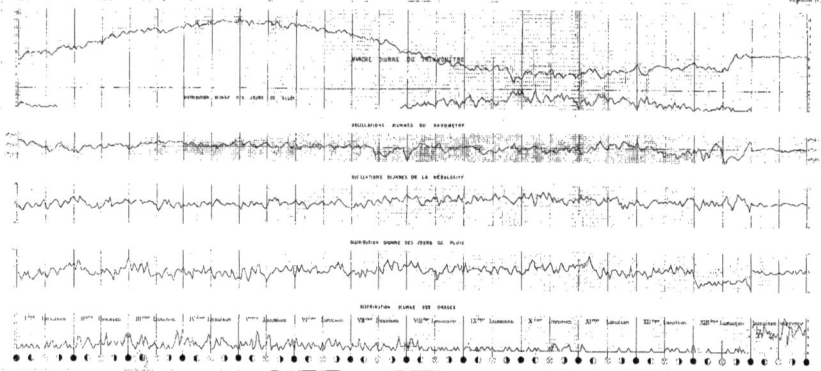

Distribution moyenne des phénomènes météorologiques observés à Mestop pendant les différents mois lunaires des années 1850 à 1872.

MARCHE DIURNE DU THERMOMÈTRE

OSCILLATIONS DIURNES DU BAROMÈTRE

OSCILLATIONS DIURNES DE LA NÉBULOSITÉ

DISTRIBUTION DIURNE DES JOURS DE PLUIE

DISTRIBUTION DIURNE DES ORAGES

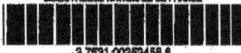

www.ingramcontent.com/pod-product-compliance
Lightning Source LLC
Chambersburg PA
CBHW072313210326
41519CB00057B/4986